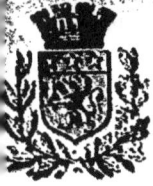

DE LA VALEUR

DE LA

CASTRATION OVARIENNE

DANS LES FIBROMES UTÉRINS

PAR

Le Dr GUSTAVE LEVRAT

Ex-Interne des Hôpitaux de Lyon

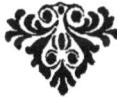

LYON

IMPRIMERIE NOUVELLE LYONNAISE

3, rue Sainte-Catherine, 3

1893

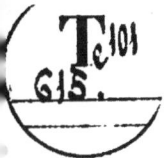

DE LA VALEUR

DE LA

CASTRATION OVARIENNE

DANS LES FIBROMES UTÉRINS

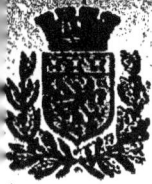

DE LA VALEUR

DE LA

CASTRATION OVARIENNE

DANS LES

FIBROMES UTÉRINS

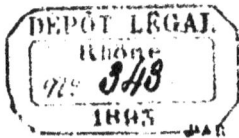

Le Dr GUSTAVE LEVRAT

Ex-Interne des Hôpitaux de Lyon

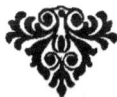

LYON
IMPRIMERIE NOUVELLE LYONNAISE
3, rue Sainte-Catherine, 3

1893

DE LA VALEUR

DE LA

CASTRATION OVARIENNE

DANS LES FIBROMES UTÉRINS

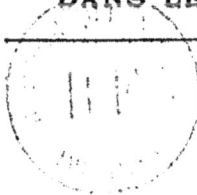

INTRODUCTION

Pratiquée pour la première fois en 1876, presque simultanément par Trenholme, de Montréal (Canada) et par Hégar, de Fribourg-en-Brigsau, la castration ovarienne pour fibromes utérins se vulgarisa rapidement en Amérique, en Allemagne, en Angleterre. En France, au contraire, importée par Duplay, en 1885, au moment où les progrès de l'antisepsie commençaient à donner à la chirurgie abdominale toutes les audaces, cette méthode de traitement semble avoir eu de la peine à se faire une place à côté de l'hystérectomie. En effet, si l'on réunit les statistiques publiées par les chirurgiens français, on n'arrive pas au chiffre de 60 opérations de ce genre, tandis que dès 1885, Wiedow, en Allemagne, en

LEVRAT.   2

avait recueilli 149 cas, tandis que Lawson Tait, déjà en novembre 1890, publiait une statistisque personnelle de 600 castrations pour fibromes. Bien plus, alors qu'en 1888 les membres de la Société de chirurgie de Paris, après de longues discussions sur ce sujet, faisaient pour la plupart, bon accueil à la nouvelle opération, au dernier Congrès de chirurgie de Paris, Bouilly restait seul à plaider sa cause tandis que Pozzi et Richelot, se disant tous deux anciens partisans de la castration, venaient déclarer qu'ils y avaient à peu près complètement renoncé, et ne la regardaient plus que comme un pis-aller. Est-ce donc que cette méthode de traitement doit définitivement, dans tous les cas, céder le pas à l'hystérectomie, ou bien est-il prématuré et injuste de la condamner dores et déjà sans avoir de nouvelles pièces au procès? Nous avons cru intéressant d'en produire encore quelques-unes, en faisant connaître dans cette thèse les résultats éloignés d'un certain nombre d'opérations de Battey pour fibromes.

Le plan de ce travail est simple. Les observations que nous publions, la discussion des résultats constatés et des indications opératoires en forment la partie fondamentale ; cependant nous avons cru bon de les faire précéder d'un rapide exposé historique et de l'étude du manuel opératoire.

Ce travail a été exécuté sous l'inspiration de M. le professeur-adjoint Laroyenne, à l'aide de documents recueillis dans son service ; en nous faisant l'honneur d'accepter la présidence de cette thèse, notre maître s'est acquis un droit de plus à notre gratitude.

Nous n'aurons garde aussi, d'oublier ce que nous devons aux excellents conseils de M. le docteur Goullioud, ni la complaisance extrême avec laquelle il a mis à notre disposition les observations que nous publions dans ce mémoire.

M. le professeur agrégé Condamin et M. le docteur Fabre nous ont donné en même temps que d'utiles enseignements gynécologiques, des preuves d'amitié dont nous les remercions vivement.

Mais nous avons encore d'autres dettes de reconnaissance. Dès le début de nos études médicales, nous avons trouvé auprès de M. le professeur agrégé Gangolphe un appui précieux dont nous garderons toujours le souvenir.

Nous avons eu la bonne fortune de passer notre première année d'internat sous la haute direction de M. le professeur Renaut ; nous n'oublierons jamais ni ses leçons, ni les marques d'intérêt qu'il nous a constamment montrées.

Nous savons la bienveillance qu'a toujours eue pour nous notre maître, M. le docteur Rabot ; c'est avec plaisir que nous saisissons cette occasion de l'en remercier et de lui dire tout notre dévouement.

Enfin, que tous nos maîtres des hôpitaux ou de la Faculté, MM. les docteurs Carrier et Garel, MM. les professeurs agrégés Vincent et Pollosson, MM. les professeurs Gailleton et Mayet reçoivent ici le témoignage de notre attachement et de notre reconnaissance.

HISTORIQUE

———

La castration pratiquée dans le but de parer aux accidents causés par les fibromes utérins n'a pas encore une longue histoire. La première fois qu'il en est question c'est, en effet, en 1876, dans le *Canada's Lancet July* où Trenholme, de Montréal, décrit la première opération de ce genre pratiquée par lui en juin de la même année.

Peu après, au commencement de 1877, dans le *Centrenblatt für Gynækologie,* Hégar rapporte deux cas de castration pour fibromes pratiquée, par lui les 2 et 3 août 1876.

C'est donc bien au chirurgien américain que revient la priorité pour cette opération. D'autre part, il est parfaitement établi que Hégar n'avait pas eu connaissance de la publication de Trenholme ; et, de plus, il serait injuste de lui contester que ce sont surtout ses travaux qui ont vulgarisé en Europe la castration pour fibromes. Un troisième chirurgien a cependant prétendu les avoir devancés tous deux. Nous avons nommé Lawson Tait qui, pour la première fois en 1881, au Congrès médical de Londres, a affirmé avoir fait en août 1872, en décembre 1873 et en mars 1874, des castrations doubles pour fibromes utérins. Des revendications aussi tardives doivent-elles être admises? C'est ce que ne pensent pas la plupart des auteurs. D'ailleurs, l'opérateur de Birmingham ne semble pas avoir eu, dans ce cas, comme idée directrice très nette, la création d'une ménopause artificielle, idée qui avait au contraire été le point de départ des opérations de Trenholme et d'Hégar. En effet, dans le courant de l'année 1873, après sa première castration double, L. Tait dit avoir pratiqué quatre castrations unilatérales pour fibromes, comme s'il n'avait pas saisi l'esprit de la méthode.

Du reste, pour être juste dans cette question de priorité, il ne faut pas oublier les opérateurs qui, guidés par les mêmes idées théoriques de ménopause artificielle, mais dans des buts thérapeutiques différents, ont, en faisant les premières ablations d'annexes, ainsi ouvert la voie aux chirurgiens qui, par cette opération, ont spécialement visé les accidents dus aux fibromes. Nous ne voulons point parler ici des chirurgiens Frankenau (1), Hanstoun,

---

(1) Frankenau. — *Satiræ medicæ*, p. 11.

L'Aumônier, Pott (1) et plus près de nous Kœberlé et Esmark (2) qui, tous, s'ils pratiquèrent l'ablation des ovaires, la firent, comme ils auraient enlevé une dent cariée, un séquestre, une épine irritante quelconque, sans se proposer comme but la suppression de la fonction ovarienne.

Il n'en est pas de même de Battey et d'Hégar. Ce dernier, en effet, avant de pratiquer ses castrations pour fibromes, avait, dès le 27 juillet 1872, dans le but bien arrêté de créer une ménopause artificielle chez une femme de 27 ans dysménorrhéique, enlevé les deux ovaires par la voie abdominale. Vingt jours plus tard, le 17 août 1872, à Rome, en Géorgie, le docteur Battey pratiquait la même opération dans les mêmes conditions sur une femme de 30 ans.

Mais tandis que Hégar, ayant perdu sa malade de péritonite septique, gardait le silence sur cette opération jusqu'en 1876, Battey, qui avait eu un cas heureux, le publiait dès septembre 1872 dans le *Atlanta medical and surgical Journal*.

Il n'est donc pas injuste de donner à la castration le nom d'opération de Battey ; quoique peut-être, ainsi que le propose Pozzi (3), il serait plus équitable de réserver le nom du chirurgien de Rome à la seule castration analgésique et de donner à la castration hémostatique le nom d'opération de Trenholme-Hégar. Quant à nous, nous emploierons le terme

(1) Pott. — *Œuvres chirurgicales*, t. I, p. 493.
(2) Esmark. — *Arch. für Gynæk.*, 1871. t. XII, p. 132.
(3) Pozzi. — Soc. de chir., 23 mai 1888, et *Traité de gynécologie*, 2ᵉ ed., p. 343.

d'opération de Battey dans son sens le plus large et le plus habituel.

Depuis les premières publications de Trenholme et d'Hégar un grand nombre de travaux ont paru sur le traitement des fibromes par la castration. Hégar, tout le premier, a fait suivre sa première communication de plusieurs autres destinées à faire connaître les heureux résultats de la nouvelle méthode et à compléter l'étude soit de son manuel opératoire, soit surtout de ses indications (1). A son élève Wiedow revient également une bonne part dans la vulgarisation de la méthode (2). Citons aussi parmi les travaux étrangers, ceux de Gooddel (3), de Balleray (4), de Lawson Tait (5), de Priestley (6), de Savage (7), de Robert Barnes (8), de Thorton (9), de Martin (10), de Fehling (11), de Tauffer (12), de Goldenberg (13),

(1) Hégar. — *Volkmann's Klin. Vortræg. Gynœk.* Leipzig 1878, p. 42. *Vien. med. Woch.* 1878, n° 15. — *Centr. f. Gyn*, 1877, n° 17. p. 297. — 1878, n° 2, p. 25. — 1879, n° 22, p. 52,9 — Hégar et Kaltenbach, *Die operative Gynœk*, 3e édit. 1886.

(2) Wiedow. — *Centr. f. Gyn.*, 1882, n° 6, p. 81, com. au Congrès de Copenhague 1884.   *Arch. f. Gyn.*, 1885, vol. XXV, p. 299.

(3) Gooddel. — *American journ.*, juillet 1878, p. 36.

(4) Balleray. — *Americ. journ.*, avril 1881.

(5) L. Tait. — *Brit. med. journ.*, 1880, f. II, p. 48, *Trans. of. the obstr. soc. of London*, 1883, vol. XXV, p. 39 et 203, *Brit. med. journ.*, 1er nov. 1890.

(6) Priestley. — Com. au Congrès de Londres, 1881.

(7) Savage. — Com. au Congrès de Londres, 1881.

(8) R. Barnes. — Com. à la Soc. obs. de Londres, 6 déc. 1882.

(9) Thorton. — *Brit. med. journ.*, octobre 1883, p. 716.

(10) Martin. — *Berliener Klin Woch*, 5 mars et 5 nov. 1883, com. au Congrès de Copenhague, 1884.

(11) Fehling. — *Arch. f. Gyn.*, vol. XXII, 1884, p. 411.

(12) Tauffer. — *Vien. med. Woch.*, 7 fév. 1885.

(13) Goldenberg. — *Centr. f. Gyn.*, 1886, n° 17.

de Léopold (1), de Sœnger (2) de Salmanoff (3), de Stœheli (4), de Popow (5). En France, Duplay (6) et son élève Tissier (7), sont les premiers à attirer l'attention sur la nouvelle opération ; puis viennent les communications de Terrillon (8) et de Segond (9), qui provoquent à la Société de chirurgie de Paris, en mai 1888, de longues discussions auxquelles prennent part Terrier, Richelot, L. Championnière, et surtout Bouilly. Ces chirurgiens se déclarent tous très partisans de la castration dans le cas de fibromes interstitiels de moyen volume. Au contraire, Tillaux et Polaillon rejettent cette opération à laquelle ils préfèrent soit l'énucléation vaginale par morcellement, soit l'hystérectomie. Depuis, il nous reste à citer les diverses communications de Bouilly (10), celle de Richelot à la Société de chirurgie (5 novembre 1890) sur la comparaison des traitements des fibromes par l'électricité, la castration et l'hystérectomie, la revue générale de Stéphane Bonnet (11) sur le traitement chirurgical des fibromes, une publica-

(1) Léopold. — *Arch. f. Gyn.*, vol. XXXVIII.

(2) Sœnger. — *Ann. de la Soc. méd.-chir. de Liéges*, mai 1887.

(3) Salmanoff. — Com. à la Soc. obs. et gyn. de St-Pétersbourg, 19 déc. 1887.

(4) Stœheli. — *Correspondanzblatt für schweizer Aerzte*, 1er et 15 sept. 1889.

(5) Popow. — *Centre f. Gyn.*, 6 déc. 1890.

(6) Duplay. — *Arch. gén. de méd.*, juillet 1885.

(7) Tissier. — Th. Paris, 1885.

(8) Terrillon. — Com. à la Soc. obs. et gyn. de Paris, 9 fév. 1888.

(9) Segond. — Com. à la Soc. de chir. de Paris, 16 mai 1888.

(10) Bouilly. — Com. au Congrès de Berlin, 1889. — Com. au Congrès de chirurgie de Paris, avril 1893.

(11) St-Bonnet. — *Nouv. arch. de gyn et d'obs.*, 1892, p. 257.

tion de Raymond (1) et enfin la récente communication de M. le Dʳ Goullioud à la Société de médecine
de Lyon (2).

(1) Raymond. — *Limousin médical*, mai 1893.
(2) Goullioud. — Com. à la Soc. de méd. de Lyon, 31 juillet 1893.

MANUEL OPÉRATOIRE

Pour arriver aux ovaires il existe deux voies dif-
férentes : le cul-de-sac postérieur du vagin et la paroi antérieure de l'abdomen, l'incision abdominale
elle-même pouvant être faite soit latéralement dans
les flancs, soit sur la ligne blanche.

La voie vaginale était celle suivie par Battey, pour
ses castrations analgésiques. Elle peut être indiquée
lorsque les annexes ont gardé leurs rapports nor-
maux ou sont procidents ; encore faut-il même dans
ces cas-là qu'ils soient facilement isolables et abais-
sables. Or, ce concours de circonstances fait presque
toujours défaut ; et la peine que l'on a à trouver les
ovaires par suite des modifications apportées par la
tumeur dans le rapport des organes du petit bassin,
la difficulté que l'on éprouve à les extirper par le fait

d'adhérences pathologiques sont précisément les principales causes d'insuccès dans la castration pour fibromes.

C'est pourquoi, à part quelques essais de A. Martin, on n'a jamais tenté dans les cas qui nous occupent l'ablation des annexes par la voie vaginale.

Lors de ses premières opérations, Hégar faisait une double incision abdominale dans les flancs, espérant ainsi arriver plus directement sur l'ovaire souvent très rejeté en dehors par la saillie de la tumeur. Mais dans la suite il y a renoncé à cause de certains inconvénients : nécessité d'une double plaie, vascularité plus grande des tissus à ce niveau ; de plus, suivant le précepte donné par Tissier, toute castration pour fibrome doit commencer par une laparatomie exploratrice et c'est l'incision médiane qui répond le mieux aux diverses éventualités qui peuvent se produire. Aussi l'incision sur la ligne blanche est-elle aujourd'hui la seule pratiquée.

Voici le manuel opératoire auquel s'est arrêté M. Laroyenne. Il fait plus ou moins au-dessous de l'ombilic, selon la hauteur à laquelle il suppose que le corps fibreux a porté les annexes, une incision de six à huit centimètres. Lorsque le péritoine est sectionné on le fixe au moyen de pinces hémostatiques aux autres plans abdominaux. Une large éponge montée sur une pince est introduite dans la cavité péritonéale au niveau de l'angle supérieur de la plaie pour refouler l'intestin et l'épiploon. La main de l'opérateur va dans l'abdomen sur l'un des côtés de l'utérus à la recherche des annexes et les attire au niveau de la

plaie abdominale. On place aussitôt une pince de
Richelot sur le pédicule et on sectionne l'ovaire au
ras de la pince après s'être bien assuré qu'il n'existe
pas de prolongement de la glande dans l'intérieur
du pédicule. On passe alors dans le milieu de celui-ci
un double fil de soie qui va assurer l'hémostase définitive après enlèvement de la pince ; si le pédicule
est étalé, il sera préférable de faire une ligature en
chaîne. Reste à accoler soigneusement, par une
suture au catgut fin, les bords du péritoine de manière à recouvrir complètement le pédicule d'un ca-
puchon séreux. Cette opération terminée d'un côté,
on agira de même pour le deuxième ovaire. Enfin,
après une toilette rigoureuse du péritoine, à l'aide
d'éponges montées, on fermera la plaie abdominale
par trois plans de suture au catgut ou au crin de Flo-
rence. Dans certains cas, la recherche des ovaires est
très pénible et très longue, on pourrait peut-être
alors être amené à placer à la partie inférieure de la
plaie un draînage de Mickulicz avec fils d'attente
selon le procédé de M. Laroyenne (1).

La difficulté de trouver les ovaires peut aller parfois jusqu'à l'impossibilité.

C'est alors que certains chirurgiens, suivant les
conseils de Von Antal (2) et d'Hofmeier (3), jettent
sur les vaisseaux qu'ils présument se rendre à
l'ovaire des ligatures atrophiantes. Terrier (4) s'en

(1) Fabre.   *Annales de gyn. et d'Obs.* oct. 1893.
(2) Von Antal. — *Centr. f. Gyn.*, 1882, n° 30, p. 465.
(3) Hofmeier. -- *Zeitsch. f. Geb. und Gyn.*, 1880, p. 106.
(4) Terrier. -- *Soc. de chir.*, mai 1888.

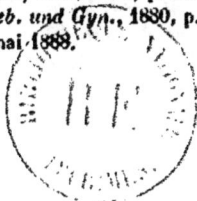

est déclaré partisan. Segond (1) les accepte comme
pis-aller lorsqu'on ne veut pas refermer le ventre
sans avoir fait quelque chose. Cette opération n'est
point sans danger — la malade de Terrier est morte
— et ses résultats en sont bien problématiques.

C'est parfois d'un seul côté que la recherche des
annexes est difficile ; ainsi, peut-on se trouver con-
duit à faire une castration unilatérale. Ces ablations
unilatérales d'annexes ont, sans qu'on puisse bien
s'en expliquer la raison, donné de bons résultats à
L. Tait (2) et à Segond (3), soit au point de vue douleur, soint au point de vue hémorrhagie. Inutile de
dire que ces opérations incomplètes ne doivent jamais
être qu'un pis-aller.

Hégar se bornait à pratiquer la castration ovarienne sans toucher à la trompe. L. Tait (4), au contraire, regarde l'ablation de la trompe comme absolument nécessaire, et cela non pas tant à cause de la
trompe elle-même que d'un nerf passant entre celle-
ci et le ligament rond, nerf qui tiendrait sous sa
dépendance la périodicité de la fonction menstruelle.

M. le professeur Laroyenne n'attache, au contraire, aucune importance à l'ablation de la trompe ;
il ne complique pas l'opération pour l'obtenir, mais
comme le pavillon adhère à l'ovaire ou le coiffe, ces
deux organes se trouvent enlevés en même temps.

(1) Segond. — Soc. de chir., mai 1888.
(2) L. Tait. — Brit. med. journ., 1880.
(3) Segond. — Soc. de Chir., 16 mai 1888.
(4) L. Tait. — Brit., med. journ.

OBSERVATION I

Fibrome utérin. — Castration. — Guérison.

Mon..., 42 ans, entre salle Sainte-Thérèse, le 8 mai 1888.

La malade se plaint de douleurs vives dans le côté droit du ventre, de pertes menstruelles extrêmement abondantes et durant huit jours pendant lesquels elle est obligée de garder le lit. Ces pertes ont cependant diminué à la suite d'une laparotomie faite par M. le docteur Léon Tripier.

On porte le diagnostic de fibrome douloureux.

30 mai. — Castration double. Suites simples. Pendant les 8 jours qui suivent, la température se maintient autour de 38°5, puis redevient normale (1).

Août 1888. — La malade souffre moins. Cependant elle doit encore garder le repos ; elle se plaint de n'être pas absolument guérie. D'après M. Laroyenne, sa tumeur a diminué d'un tiers.

(Revue le 27 juin 1893, cinq ans après l'opération) La malade est revue par M. le docteur Goullioud. Elle n'a plus eu ses règles ni aucune perte depuis l'opération. Elle souffre toujours du ventre, mais beaucoup moins qu'auparavant ; elle peut faire son travail de blanchisseuse, peut marcher environ deux heures sans fatigue.

L'utérus est un peu gros, régulier, incliné à droite, le fond

---

(1) Toutes les températures notées dans nos observations sont des températures rectales.

remontant à deux bons travers de doigt au-dessus de l'arcade crurale droite. Il a réellement conservé une certaine sensibilité et il semble bien que ce soit à lui qu'il faille attribuer la sensibilité du côté droit et non au rein ni à l'intestin. Le cathétérisme utérin est un peu difficile ; à la demande de la malade, on n'insiste pas pour le pratiquer. La ligne de suture présente une légère éventration, aussi la malade continue-t-elle à porter sa ceinture.

Pour expliquer la persistance de la sensibilité utérine, on pourrait se demander s'il n'y a pas un peu de rétention dans cet utérus. En effet, une fois, l'année dernière, la malade, après de vives douleurs, a tout à coup rejeté un peu de liquide noirâtre mêlé de pus. A la suite de cette expulsion, il y a eu un soulagement persistant.

En somme, résultat bon, suppression absolue des règles et des pertes, diminution considérable des douleurs, mais persistance d'une certaine sensibilité du fond de l'utérus.

OBSERVATION II

Fibrome enclavé. — Castration. — Guérison.

Dut.... Annette, 44 ans, entrée le 21 octobre 1888, dans le service de M. le professeur Laroyenne.

Réglée à 13 ans, irrégulièrement. — Toujours malade. — Gastrite de 22 à 30 ans. — Mariée à 36 ans — jamais de conception. Les règles n'avaient pas une intensité exceptionnelle. Il n'y a que deux ans que la malade a pris de fortes pertes. Depuis un an dysurie et constipation. Au moment où la malade attend ses règles (trois ou quatre jours avant) elle souf-

fre dans le ventre, vomit presque tout, prend de la dysurie qui
va en augmentant. Depuis un an elle doit être sondée deux ou
trois fois avant chaque menstruation. Elle a de l'œdème des jambes. Puis les règles arrivent, très fortes, avec caillots, ané-
miantes. A ce moment la dysurie diminue. Les règles durent
10 jours, pendant tout ce temps la malade garde le lit, souffre, vomit. — Dans la période intercalaire il n'y a qu'un soulagement relatif : dysurie légère, constipation.

Au palper on sent une tumeur remontant à peu près à l'ombilic, s'étendant de chaque côté à quatre travers de doigt de la
ligne blanche. Cependant ce n'est pas une sensation bien
nette, elle rappelle plutôt celle d'une vessie distendue; mais
un doigt à l'ombilic et un doigt vaginal enserrent une tumeur
dure, globuleuse, légèrement mobile. Matité dans les mêmes
limites. La circonférence passant au ras des crêtes iliaques
et à un centimètre au-dessous de l'ombilic est de 79 centimètres. Au toucher vaginal on trouve l'excavation remplie
par une tumeur globuleuse arrondie, dure comme un fibrome,
qui a distendu régulièrement le segment inférieur de l'utérus
jusqu'à l'orifice externe. Pas de saillie du col, mais à son
niveau, un orifice arrondi non dilaté.

29 décembre 1888. -- Opération : Double castration.

C'est bien un fibrome qui remonte à peu près à l'ombilic.
Ce que l'opération a présenté de particulier c'est que la
vessie remontait très haut au-dessus du pubis, se présentant
sur les bords de l'incision dans le tissu sous-péritonéal et simulant l'intestin. Cependant, frappé de l'absence d'enveloppe péritonéale de cette prétendue anse intestinale, M. Goullioud émet
l'idée d'un prolongement vésical. Elle est vérifiée par la sonde
et l'hystéromètre, délicatement introduits par l'urèthre. Le cul-
de-sac vésical supérieur remonte très haut à droite, il aurait
pu être très facilement lésé pendant la section abdominale.
La recherche des annexes à droite, puis à gauche, n'a pas été
trop difficile. Pas d'adhérences. Clamp pour castration. Seul
incident : l'aiguille, en traversant le pédicule, a blessé une
veine. Hémorrhagie. On doit mettre un fil plus haut en liga-

ture totale, il suffit. Dans la suture, on a évité de comprendre le péritoine qui recouvre le cul-de-sac vésical.

Suites simples. — Léger écoulement de sang les jours suivants, comme un écoulement menstruel.

3 mars 1889. — La malade sort du service, elle reste dolente mais elle n'a plus eu d'hémorrhagie, pas la moindre apparition menstruelle. N'a plus eu besoin d'être sondée. Se plaint seulement de douleurs dans les flancs.

(Revue le 26 juin 1893, cinq ans après l'opération.) La malade est revue par M. le docteur Goullioud, elle est très satisfaite de son opération. Peu après sa sortie de l'hôpital elle a eu une métrorrhagie, mais depuis elle n'a jamais eu ni règles ni aucune perte sanguine ; les troubles de la miction qui nécessitaient autrefois si fréquemment des cathétérismes et qui avaient été la principale indication de l'opération ont complètement disparus. L'utérus est globuleux, mais il ne dépasse pas le détroit supérieur et n'exerce dans l'excavation aucune compression fâcheuse. On ne pratique pas l'hystérométrie la malade se plaignant d'un peu de vulvite. La malade n'a pas repris les rapports sexuels. Elle présente une éventration légère pour laquelle elle porte une ceinture à plaque qui lui permet de travailler sans inconvénient à son métier de tisseuse.

Enfin, tandis qu'autrefois la malade avait fréquemment des vomissements, actuellement elle digère bien.

OBSERVATION III

Fibrome utérin — Castration. — Phlegmatia alba dolens.   Abcès de
la fosse iliaque droite. — Guérison.

Marie Neyr..., 38 ans, entrée salle Sainte-Marie, fin janvier 1889.

Réglée à 13 ans. Menstruation toujours normale. Mariée

à 21 ans, a eu un enfant, pas de fausse-couche. Bonne santé jusqu'à la maladie actuelle. Celle-ci a débuté, il y a environ quatre ans, par des douleurs abdominales survenant au moment des règles. En même temps les pertes menstruelles devenaient de plus en plus abondantes. Quelques pertes blanches dans l'intervalle.

Actuellement douleurs violentes dans le bas-ventre et dans les reins avec irradiations multiples au moment des règles. Celles-ci durent de quatre à huit jours et sont extrêmement abondantes. Parfois rétention d'urine. Dans l'intervalle, santé assez bonne à part une anémie assez marquée.

A l'examen on constate un gros fibrome remontant à l'ombilic.

2 février. — Opération par M. le professeur Laroyenne. Incision de 10 centimètres entre le pubis et l'ombilic. On va à la recherche des ovaires qui sont amenés facilement; ils sont placés avec les trompes dans le clamp et sectionnés au thermo-cautère. Ligature du pédicule au fil de soie n° 4.

Les deux ovaires sont augmentés de volume et présentent de petits kystes dans leur intérieur.

Le soir de l'opération, température : 39°4.

3 février. — Température : matin 39°, soir 39°4.

4 février. — Température : matin 39°2, soir 40°1.

5 février. — Température : matin 40°2, soir 40°5. Suintement sanguin.

6 février. — Température : matin 39°8, soir 39°4. Selle abondante déterminée par un lavement.

7 février. — Température : matin 38°4, soir 38°5.

Le soir, la malade, qui avait uriné seule jusqu'à présent, doit être sondée.

8 février. — Température : matin 37°8, soir 38°4. Métrorrhagie avec caillots.

9 février. — Température : matin 38°6, soir 39°4.

10 février. — Température : matin 38°9, soir 38°5.

11 février. — Température : matin 39°, soir 39°7.

Ablation des fils. Ouverture d'un petit abcès de la paroi.

La malade s'étant plaint d'une douleur au côté gauche, on place un topique à ce niveau.

12 février. — Température: matin 40°1, soir 40°2.

Œdème des jambes et des grandes lèvres, pas d'albumine dans les urines.

13 février. — Température: matin 38°6, soir 38°7.

Deux vomissements alimentaires dans la journée.

Jusqu'à la fin du mois de février la température oscille autour de 39°; elle ne devient normale qu'à partir du 4 mars.

20 février. — Phlegmatia alba dolens du membre inférieur gauche.

24 février. — La malade se plaint d'une douleur dans la fosse iliaque droite.

19 mars. — Indigestion. Température : 39°8.

20 mars. — Température: matin 38°7, soir 38°

1ᵉʳ avril. — L'utérus ne remonte pas tout à fait jusqu'à l'ombilic.

5 avril. — La malade quitte le service avec encore un peu d'œdème du pied gauche. Elle n'a plus eu de pertes sanguines; plus de rétention d'urine.

(Revue le 16 juin 1893, quatre ans et demi après l'opération). La malade nous donne de ses nouvelles par lettre. Peu après sa sortie de la Charité, au mois de mai 1880, elle s'est aperçue d'une grosseur dans le flanc droit, cette grosseur s'est ouverte et a donné issue à du pus dans le courant de novembre de la même année. Depuis elle va bien et fait sans fatigue son travail de ménagère. Elle n'a jamais revu ses règles.

OBSERVATION IV

Fibromes utérins multiples. — Laparotomie. — Ablation d'un fibrome
pédiculé. — Castration. — Abcès multiples de la paroi abdominale.
— Fistule intestinale. — Guérison.

Louise Gir .., 40 ans, entrée salle Sainte-Thérèse, le 7 janvier 1890.

Réglée à 14 ans, normalement. — Non mariée. — Aucune
conception. — Aucune affection abdominale antérieure.

La malade ne s'est aperçue de son affection actuelle qu'il
y a trois mois. En octobre 1889, elle fut prise subitement
dans le flanc droit d'une douleur aiguë qui céda, d'ailleurs,
assez rapidement à un traitement approprié. Mais le médecin
consulté reconnut alors l'existence d'une tumeur abdominale
dont la malade ne se doutait pas et dont par suite le début
ne peut être précisé.

La malade ne se plaint guère que de la gêne causée par
cette tumeur, qui est très mobile, lorsqu'elle se couche sur
le côté droit, et de vomissements alimentaires fréquents. Ces
vomissements durent depuis plusieurs semaines et semblent
en rapport avec une excitation réflexe de l'intestin par la
tumeur abdominale mobile.

A l'examen local on trouve une tumeur grosse comme
deux fois le rein, remontant un peu au-dessus de l'ombilic à
droite et très mobile.

25 Janvier. — Opération. — Ablation d'un fibrome pédiculé kystique. Castration double pour arrêter le développement des fibromes interstitiels que l'on laisse.

A la suite de l'opération la malade a eu des abcès multiples dans la paroi abdominale avec décollements étendus,
température oscillant entre 38° et 40°.

Le 28 février une fistule intestinale, cœcale probablement, s'est produite, la suppuration des parois ayant dû perforer l'intestin avant que l'on ait largement drainé.

28 Mars. — La malade dépérit. Il y a un écoulement permanent de matières stercorales par les drains placés dans les décollements de la paroi abdominale.

2 Avril. — Incision d'un abcès qui a perforé un espace intercostal à droite et qui envoie manifestement un prolongement sous-péritonéal. Cette incision est faite sans anesthésie, la malade étant dans un état presque syncopal.

A la suite de ce débridement, la malade est aussitôt allée mieux, mais elle a présenté ensuite une paraplégie complète.

21 Mars 1891. — La malade sort de la Charité. — Sa fistule intestinale est fermée; sa paraplégie s'est améliorée, elle marche avec un aide.

Février 1892. — La malade va bien. — Elle marche aisément.

(Revue en juin 1893, trois ans et demi après l'opération). La malade va aussi bien que possible; elle n'a plus aucun trouble de la marche. — Depuis son opération elle n'a jamais eu ses règles.

———

OBSERVATION V

Fibromes utérins multiples.. — Castration — Guérison.

Annette Broy..., 36 ans, entrée salle Sainte-Thérèse, le 8 juillet 1890.

Réglée à 11 ans; a toujours été nerveuse. Depuis plusieurs années, elle souffrait dans le ventre lorsqu'elle travaillait, portait des fardeaux ou faisait quelque effort. Depuis le mois de décembre dernier, elle souffre davantage, surtout du côté gauche. Elle vomit facilement, elle a été traitée à Paris comme névropathe.

Elle n'a pas de troubles de la miction ; est réglée tous les 18 ou 20 jours ; ses pertes durent 3 jours, sont abondantes et accompagnées de douleurs. Elle est habituellement obligée de s'aliter à ce moment pendant quelques heures. Elle n'est cependant pas anémiée.

Son utérus est bourré de fibromes ; il y en a de chaque côté deux plus volumineux. Aucun ne dépasse la grosseur d'une petite orange. L'utérus est abaissé ; sa cavité mesure 9 centimètres. Rien aux annexes.

9 juillet. — Castration. Opération simple. Cependant un des pédicules s'est déchiré et il a fallu en refaire un nouveau plus profond. On ferme la plaie abdominale par trois plans de suture au catgut. Les ovaires étaient longs, gros, irréguliers, blancs, durs et couverts de dépressions profondes simulant des circonvolutions cérébrales.

Les suites opératoires ont été simples. La température a varié entre 38° et 38°4 pendant les deux jours qui ont suivi, puis est devenue normale.

21 juillet. — La malade va parfaitement bien. Elle sort.

Le 7 juillet 1893, trois ans après l'opération, la malade nous écrit qu'elle va très bien. Elle a eu quelques légères douleurs abdominales l'année dernière et en novembre dernier des pertes hydrorrhéiques abondantes qui ont duré six semaines. Ces pertes seraient survenues à la suite d'un effort pour soulever un fardeau trop lourd. Quant à ses règles, elle ne les a jamais revues ; elle n'a jamais eu la moindre métrorrhagie.

Elle se plaint seulement d'être quelquefois incommodée par de subites bouffées de chaleur.

Observation VI

Fibromes utérins. — Ablation des annexes et d'un petit fibrome
sous-séreux. — Guérison.

Marie-Antoinette P..., 33 ans, couturière, entrée salle
Sainte-Marie, le 1ᵉʳ juin 1891.

Réglée à 12 ans très régulièrement. N'a jamais eu une
robuste santé, mais pas de maladie grave. Il y a quatre ans,
elle fit une chute dans un escalier et se fractura le bras droit.
A la suite de cet accident, elle garda le lit pendant cinq
mois, souffrant beaucoup de tout le côté gauche. Depuis
lors, elle a toujours conservé une douleur à l'hypogastre et
à la région lombaire. En 1887, M. Laroyenne lui plaça une
boucle pour anteflexion qui la soulagea beaucoup ; elle pré-
tendait ne pouvoir marcher sans cette boucle.

Du 31 juillet 1888 au 16 novembre 1888, premier séjour
dans le service ; on porte le diagnostic de métrite hémorrhagique avec anteflexion. On ne trouve pas alors de fibromes. Curettage et cautérisation intra-utérine à l'acide chro-
mique, qui arrêtèrent momentanément les métrorrhagies qui
avaient amené la malade à l'hôpital.

En mars 1890, elle rentre à nouveau dans le service pour
hémorrhagies. On constate la présence de plusieurs petits
fibromes. On lui fait plusieurs séances d'électrisation jusqu'en
octobre 1890.

Le 26 janvier 1891, la malade est revue par M. Goullioud,
elle présente une amélioration très marquée de son état général ; elle n'a plus eu de pertes ; elle n'a pas eu ses règles depuis trois mois. Cette amélioration n'a pas persisté et actuellement elle souffre beaucoup, ses règles sont abondantes et
douloureuses ; l'utérus est en rétroversion ; dans chaque cul-

de-sac latéral on sent un empâtement douloureux, difficile à bien circonscrire ; dans le cul-de-sac postérieur à gauche, on sent, une masse dure donnant la sensation d'une salpyngite interstitielle.

3 juin 1891. — Opération par M. Laroyenne. On trouve un fibrome sous-séreux qu'on enlève. Double ablation des annexes, qui ne présentent pas de lésions. Suites simples. La température oscille entre 37°5 et 38°4 pendant quinze jours, puis redevient normale.

12 juillet. — La malade sort.

(Revue le 16 juin 1893, deux ans après l'opération par M. le docteur Goullioud.) N'a jamais eu, depuis son opération ni règles, ni hémorrhagies ; quelquefois, bouffées de chaleur ; n'a plus de troubles urinaires.

N'a plus de boucle, peut marcher, ainsi va à Sainte-Foy à pied, ce qui lui eut été autrefois impossible. En somme, va infiniment mieux, mais est restée toujours un peu névropathe.

L'utérus est petit, atrophié, n'a certainement pas 5 centimètres de long. La ligne de suture est parfaite, bien que la malade ne porte plus sa ceinture à plaque.

OBSERVATION VII

(Lue à M. le Dr Goullioud).

Fibrome utérin. - Castration. — Guérison.

Baudr..., opérée par M. le Dr Goullioud, dans la maison des sœurs Sainte-Marthe, le 29 août 1891.

A eu un enfant il y a onze ans. Depuis plusieurs années ses règles sont extrêmement abondantes ; la malade est très anémiée, paraît exsangue, a une oppression très marquée. Elle présente un fibrome qui n'atteint pas tout à fait l'ombilic; la cavité utérine mesurée à l'hystéromètre est de 12 centimètres. Il existe au-dessus de l'orifice interne du col un fibrome sous-muqueux.

On lui fait d'abord deux séances d'électrisation, mais la malade est tellement anémiée que l'on a peur d'une terminaison fatale au moment de ses prochaines règles, qui doivent apparaître du 5 au 6 septembre et on se décide à pratiquer immédiatement la castration. Elle est faite le 29 août 1891 avec de grandes précautions pour éviter la moindre hémorrhagie. On récline avec des éponges les anses intestinales qui se présentent au niveau de l'incision.

L'utérus est volumineux, il atteint presque l'ombilic, on est obligé de le faire récliner un peu pour atteindre les annexes gauches. On sectionne le pédicule de l'ovaire avec des ciseaux et la trompe avec le thermocautère.

L'ovaire est sain, la trompe renferme un léger hydro-salpynx.

A droite, les annexes sont sains, on les enlève comme à gauche.

On touche au thermocautère quelques points de l'utérus qui saignent.

Après la toilette péritonéale, on fait la suture à triple étage. Après l'opération le pouls est à 108. Le soir, température 37°5.

30 août. — Température matin 38°5, soir 38°9. Un peu de ballonnement du ventre et douleur épigastrique; soif vive.

31 août. — Température: matin 38°8, soir 38°5. Facies bon, un peu de ballonnement. Après une purgation et un lavement la malade a eu une selle peu abondante, a été soulagée après. Le matin pouls 120, le soir 108.

3 septembre. — Facies bon mais très pâle. Souffre toujours un peu du ventre. Ballonnement léger, a eu une selle hier, souffre en urinant. Température: 38°4. Pouls 108.

22 septembre. — La malade a continué à avoir un léger

suintement sanguin et a même expulsé après quelques coliques un gros caillot. On se décide alors à faire un curettage intra-utérin suivi d'une cautérisation au chlorure de zinc.

(Revue le 8 juin 1893, vingt-deux mois après son opération par M. le Dr Goullioud). Elle va bien, n'a plus eu ni pertes ni règles. Quelques pertes blanches sans importance. Aucune douleur dans le ventre ni dans les reins. Constipation. A eu pendant les trois mois qui ont suivi l'opération des bouffées de chaleur qui ont ensuite complètement disparu. Aucun malaise nerveux à part quelques maux de tête pendant les mois de février, mars et avril derniers et qui ont cessé depuis. La cavité utérine ne mesure plus que 7 centimètres. La malade se plaint d'avoir depuis le jour de son opération un peu de coccydinie qui la gêne pour s'asseoir, mais cette douleur va en s'atténuant progressivement. En somme résultat excellent.

Observation VIII

Fibrome utérin. — Castration. — Guérison.

Fer... Madeleine, 42 ans, entre le 10 août 1891 dans le service de M. le professeur Laroyenne.

A eu quatre enfants, le dernier en 1884. Hémorrhagies depuis deux ans. Au moment des règles, les pertes durent huit à quinze jours. La dernière fois les hémorrhagies ont été assez graves pour faire perdre connaissance à la malade. Elle ne peut plus travailler depuis un an; c'est pourtant une femme robuste, grosse, mais pâle. Elle a un fibrome de volume moyen.

26 octobre 1891. — Opérée par M. Goullioud. Castration double. Déchirure du ligament large pendant la ligature, ce qui prolonge considérablement l'opération. La malade sort du service allant bien.

7 avril 1892. — Revue par M. Goullioud. La malade va très bien. Elle n'a plus revu ses règles. Elle a eu quelques douleurs de rhumatisme cet hiver. Son utérus remonte à trois travers de doigt à peine au-dessus du pubis. Il est appliqué contre la paroi antérieure de l'abdomen.

(Revue le 21 juillet 1893, deux ans après l'opération.) La malade est revue par M. le Dr Goullioud. Elle va très bien. Elle n'a jamais eu ni règles ni pertes sanguines. Le fibrome est certainement très réduit de volume. Malgré une dépression aussi forte que possible de la paroi abdominale, on n'arrive pas, par le palper bimanuel, à sentir l'utérus au-dessus du détroit supérieur. La ligne blanche présente une résistance normale, et la malade a cessé de porter sa ceinture à partir du mois d'avril dernier.

OBSERVATION IX

Fibrome utérin. — Castration. — Phlébite. — Embolies pulmonaires probables. — Guérison avec persistance des métrorrhagies.

Célestine Chris..., 34 ans, entrée le 7 novembre 1891, salle Sainte-Thérèse.

Réglée avant 12 ans. Mariée à 16 ans. Depuis leur apparition, ses règles ont toujours été abondantes et de longue durée (8 à 9 jours); à partir de 15 ans, la durée s'abaisse à 5 jours. Jamais de conception. Depuis 6 ans, les règles sont

devenues encore plus abondantes, durant toujours 5 jours,
et dans l'intervalle elle perd constamment un peu, soit en
blanc, soit en rouge.

A partir de cette date, ses forces sont allées en diminuant
progressivement, et actuellement elle prétend ne pouvoir
faire aucun travail. Elle présente une teinte subictérique.

L'utérus est en rétroversion irréductible. Par la palpation
abdominale, on sent une grosse tumeur fibreuse peu mobile,
très difficile à percevoir à cause de l'obésité de la malade.

Pas de troubles de la miction. Constipation fréquente.

Jamais de douleurs.

11 novembre. — Castration double. L'ovaire droit se présente facilement. L'ovaire gauche est caché derrière la
tumeur dans le repli de Douglas. On place un drainage de
Mickulicz.

Pendant les douze jours qui suivent, la température se
maintient entre 38° et 39°.

17 novembre. — Phlébite du membre inférieur gauche.

19 novembre. — On enlève le pansement de Mickulicz.

24 novembre. — La malade est prise subitement, à plusieurs reprises, d'accès de suffocation avec quelques crachats
teintés de sang. Râles fins et submatité aux bases. Est restée
ainsi dans un état inquiétant avec température entre 39° et
40° pendant une dizaine de jours.

18 décembre. — La malade va bien; elle n'a plus ni
oppression, ni malaise. La température est à 38°.

2 janvier 1892. — La malade sort allant bien

(Revue le 15 juin 1893, un an et demi après l'opération:
La malade nous écrit de ses nouvelles. Trois mois après l'opération, elle a eu une métrorrhagie ayant duré huit jours; puis
arrêt de trois mois, puis, pendant trois mois, pertes sanguines
légères continuelles, arrêt de deux mois. métrorrhagie abondante pendant cinq jours, arrêt de deux mois, pertes pendant
trois semaines, arrêt de deux mois, métrorrhagie d'un jour,
arrêt de deux mois et demi, et métrorrhagie qui la tient
actuellement au lit. En somm...   it-elle, ces pertes sont aussi

abondantes qu'avant l'opération, mais elles sont moins fréquentes et durent moins. Pendant les jours qui les précèdent, elle souffre beaucoup du ventre. A part ces métrorrhagies, elle va tout à fait bien; elle n'a plus le moindre vestige de phlébite, pas plus que de bronchite.

OBSERVATION X

Fibrome utérin. — Métrorrhagie. — Infection. - Anémie extrême. - Castration. - Guérison.

Mie... Marie, 35 ans, entre dans le service de M. le professeur Laroyenne, le 16 décembre 1891.

Il y a deux ans, la malade a fait un séjour dans le service pour une tumeur que l'on voulait opérer; mais ayant pris la fièvre typhoïde elle fut envoyée à l'Hôtel-Dieu. Depuis, elle a eu des règles très régulières, mais elle perdait un peu plus que d'habitude. Les dernières règles datent de quinze jours avant son entrée. Dans la nuit du 12 au 13 décembre elle a pris une métrorrhagie très abondante; elle entre avec une température de 40° et un état anémique très grave.

18 décembre. — La malade a un fibrome énorme. Température : 40°5 hier soir, 39° ce matin. On lui fait un lavage intra-utérin. Par le cathétérisme on se rend compte que le fibrome est développé dans la partie droite de l'utérus.

La cavité utérine est très augmentée de volume. Le fibrome remonte jusqu'à l'ombilic; il est mobile avec l'utérus.

6 février 1892. — Castration facile. Sang clair, peu coagulable. Opération très simple. Annexes bien pédiculées.

Ovaires gros. Suites très simples. Suintement sanguin les jours suivants comme d'habitude.

27 février. — La malade sort du service.

30 juin 1892. — La malade est revue par M. Goullioud. Elle va très bien n'a pas perdu en rouge. État général bien reconstitué. Utérus remontant à trois travers de doigt au-dessus du pubis. Mais, depuis quelques jours, la malade a des pertes blanches extrêmement intenses.

18 juin 1893. — La malade est revue par M. Goullioud. Elle va tout à fait bien, ne souhaite pas d'aller mieux.

Elle n'a jamais reperdu en rouge, jamais de règles. De temps en temps elle a quelques pertes blanches ; elle se fait alors des injections vaginales et reste à la suite environ un mois sans s'en apercevoir. Pas de douleurs abdominales et lombaires comme autrefois. Mictions et fonctions alvines normales ; digestions faciles. De temps en temps, bouffées de chaleur avec quelques maux de tête ne l'arrêtant jamais dans son travail de tisseuse. Ces malaises reparaissent tous les mois, ils durent environ une huitaine de jours et cessent spontanément. Jamais de crises de nerfs. Elle ne se dit pas plus énervée qu'avant l'opération et même plutôt moins parce qu'elle ne souffre plus. La cicatrice abdominale est parfaite quoique la malade enlève sa ceinture pour travailler. Sa cavité utérine, mesurée à l'hystéromètre est de 9 centimètres.

OBSERVATION XI

Fibrome utérin. — Castration. — Guérison.

Marie Segu..., 41 ans, entrée salle Sainte-Marie le 16 mai 1892. Pas de maladie dans l'enfance. Menstruée à 18 ans, règles peu abondantes. Mariée à 22 ans. Pendant deux ans a eu beaucoup de pertes blanches avec sensation de cuisson, douleur en urinant et pendant les rapports sexuels. Au bout de ces deux années elle est revenue à un état de santé normal. Elle n'a jamais eu ni enfant ni fausse couche.

Il y a six ans, elle remarqua que ses règles devenaient plus abondantes, en même temps quelques troubles nerveux. Il y a treize mois, elle garda le lit pendant deux mois ayant des douleurs abdominales et des pertes qui l'anémièrent beaucoup. Au bout de ce temps, amélioration de l'état général mais persistance des pertes et sensation de pesanteur abdominale; elle remarqua aussi à cette époque la présence d'une grosseur à l'hypogastre.

Actuellement ses règles avancent toujours un peu ; à chaque période menstruelle elle a de vives douleurs lombaires et doit garder le lit. Ses pertes sont abondantes mais ne durent pas plus de quatre ou cinq jours. Dans l'intervalle, elle se porte bien.

L'utérus est globuleux et forme une tumeur remontant jusqu'à l'ombilic. Cette tumeur est de consistance moyennement dure. Par le vagin on sent le col porté à droite et le cul-de-sac postérieur est rempli par la partie déclive de la tumeur. La cavité utérine mesurée à l'hystéromètre est de 10 centimètres.

28 mai 1892. — Castration. Suites à peu près simples.

Pendant les douze jours qui suivent, la température oscille entre 38° et 39°, puis redevient normale. Il est probable que le fil du surjet musculo-aponévrotique a dû lâcher, car on sent un point faible le long de la ligne de suture. On recommande bien à la malade de porter constamment sa ceinture à plaque hypogastrique.

Elle sort dans le courant de juin.

7 juillet 1892. — La malade va bien ; le fibrome a diminué considérablement ; il dépasse le pubis à gauche à peine de quatre travers de doigt.

La cavité utérine mesure un peu moins de 7 centimètres.

23 août.— Va bien. N'a plus eu ses règles, mais est deve-

nue hypocondriaque ; elle est effrayée de la suspension de
ses règles et se plaint de bouffées de chaleur.

22 novembre. — La malade est revue par M. le docteur
Goullioud ; elle va bien ; n'a plus eu ses règles ; la tumeur
a beaucoup diminué, elle dépasse à peine le pubis. La
malade est très satisfaite de l'état de son ventre, mais elle se
plaint de douleurs vagues, de bouffées de chaleur, de sensations de constriction à la nuque, de fatigue au moindre effort.
De plus, elle présente une éventration qui avait été mainte-
nue jusqu'ici, mais qui est aujourd'hui très visible pendant les
efforts. Elle fait remonter le début de cet accident à un
effort de vomissement. Il existe dans les deux tiers supérieurs
de la ligne de suture une distension très marquée de la cicatrice avec écartement des muscles droits. Cependant cette
éventration est moins prononcée que dans les cas postpuer-
péraux. Il reste probablement des brides fibreuses qui s'oppo-
sent à la distension complète de la hernie ventrale. La suture
cutanée est bonne.

En février 1893, un an après l'opération, on a de
bonnes nouvelles de la malade.

OBSERVATION XII

Fibrome utérin. — Castration incomplète. — Persistance des hémorrhagies.

Lou... Marie, 40 ans, entrée salle Sainte-Thérèse, le
25 août 1892.

Réglée à 18 ans, avait déjà depuis longtemps des pertes
blanches, celles-ci ont persisté jusqu'à son mariage, à l'âge

LYRAT.   4

de 22 ans ; un an après elle eut un enfant. A partir de cette couche, ses règles, régulières jusque-là, ont commencé à devancer fréquemment leur époque habituelle de 8 à 10 jours chaque fois ; en même temps, elles sont devenues plus abondantes. Depuis un an, ces pertes sanguines sont considérables, accompagnées de vives douleurs. La malade s'est affaiblie beaucoup, elle souffre constamment. Pas de troubles urinaires, constipation habituelle.

A son entrée dans le service on constate un gros fibrome qui n'atteint cependant pas l'ombilic. On ne fait pas de cathétérisme à l'hystéromètre, de crainte d'infecter l'utérus.

27 août. — La malade est opérée par M. le docteur Goullioud.

Après une incision assez large, on ne voit pas les ovaires. On cherche d'abord à gauche, en se guidant sur la trompe dont on reconnaît l'origine. Mais son pavillon et l'ovaire sont cachés sous le fibrome, au devant de la symphise sacro-iliaque, par des adhérences de périsalpyngite. A droite, on rencontre les mêmes difficultés, mêmes adhérences. La constitution des pédicules est difficile. La ligature glisse sur le pédicule droit, étalé en éventail ; il faut pincer les tissus et refaire le pédicule. Même accident à gauche pendant la toilette. A cause des complications opératoires. On place un Mickulicz.

Le soir de l'opération, température : 37°6.

28 août. — Température : matin 38°, soir 38°6.

29 août. — Température : matin 38°6, soir 38°3.

Suintement sanguin abondant par le vagin.

On donne à la malade un lavement laxatif qui provoque une selle.

30 août. — Température : matin 37°8, soir 38°2.

Nouvelle selle sous l'influence d'un lavement laxatif. Vomissements.

31 août. — Température : matin 38°1, soir 38°.

1er septembre. - Température : matin 37°8, soir 37°4.

2 septembre. — Température : matin 37°8, soir 38°1.

On donne un lavement purgatif qui provoque une selle.

3 septembre. — Température : matin 37°7, soir 38°2.

4 septembre. — Température : matin 37°4.

5 septembre, — Température : matin 37°3, soir 38°.

A partir de ce jour les températures n'atteignent plus jamais 38°.

20 septembre. — La malade quitte le service. Elle présente une cicatrice très bonne. Elle n'a plus de douleurs, si ce n'est quelques sensations pénibles dans l'abdomen au moment des efforts de défécation. Elle a encore quelques pertes rouges, mais très faibles.

27 septembre. — La malade est revue à la consultation. La cicatrisation est complète, pas d'éventration.

10 mars 1893. — La malade rentre dans le service pour des hémorrhagies. Elle a eu pendant trois semaines, en octobre, des pertes sanguines. Elle n'en a pas eu en novembre ni en décembre ; elle en a eu pendant trois semaines en janvier, pas en février ; elle en a eu d'abondantes depuis huit jours. Sa masse fibro-utérine remonte jusqu'à trois travers de doigt au-dessous de l'ombilic.

On lui place, à huit jours d'intervalle, deux crayons de chlorure de zinc. Cessation des hémorrhagies.

6 mai 1893. — Depuis huit jours, la malade a des métrorrhagies très abondantes qui ont nécessité deux tamponnements vaginaux. La malade affirme que son fibrome a augmenté manifestement depuis la castration. Elle rentre dans le service.

8 mai. — On place un crayon de chlorure de zinc dans la cavité utérine qui mesure 8 centimètres.

Le soir vives douleurs.

2 grammes d'antipyrine.

10 mai. — La malade souffre encore un peu.

12 mai. — La malade va bien.

18 mai. — Elle sort du service avec arrêt complet des métrorrhagies.

15 juin. — La malade est revue à la consultation. Depuis

huit jours elle a des métrorrhagies assez considérables. On prescrit vingt-cinq gouttes d'hydrastis, matin et soir.

22 juin. — Les métrorrhagies ont cessé.

***

OBSERVATION XIII

Fibrome utérin. — Ménorrhagies abondantes. — Anémie extrême. Castration. — Guérison.

Per... Marie, 42 ans, entrée le 11 octobre 1892, dans le service de M. le professeur Laroyenne.

A depuis deux ans, au moment de ses règles, des pertes sanguines considérables. Au moment de son entrée elle présente une anémie extrême. On constate la présence d'un petit fibrome utérin.

La castration est pratiquée le 14 octobre. Aucun incident opératoire à noter. Le soir de l'opération température 37°6.

15 octobre. — On constate une parésie très nette du bras droit. Température le matin 39°, le soir 39°2.

16 octobre. — Température le matin 38°9, le soir 38°.

Du 17 au 25 octobre, la température oscille entre 38° et 38°8.

La malade souffre de névralgie fasciale.

Du 26 octobre au 31, la température varie entre 39° et 39°5.

A partir du 2 novembre elle n'atteint plus 38°.

17 novembre. — La malade sort du service; elle n'a pas eu la moindre hémorragie, son état général s'est bien amélioré; elle a toujours un peu de parésie du bras droit.

(Le 30 mai 1893, huit mois après l'opération). La malade est revue chez elle ; elle prétend avoir été transformée par l'opération, sa santé est excellente, elle travaille sans fatigue si ce n'est le soir un peu de faiblesse dans le bras droit. Elle n'a jamais eu la moindre hémorrhagie utérine, ses règles ont cessé complètement. Elle se plaint seulement d'un peu de pertes blanches et depuis quelques jours de prurit vulvaire. Elle présente aussi des hémorrhoïdes qui se congestionnent et saignent de temps en temps, surtout après les rapports sexuels.

3 août 1893. — La malade est revue à la consultation gratuite. Son état général est excellent. Son utérus est comme volume peu supérieur à la normale. Elle n'a toujours ni règles, ni métrorrhagies.

Les pertes blanches et les hémorrhagies rectales légères dont elle se plaignait en mai dernier ont complètement disparu.

OBSERVATION XIV

(Due à M. le Dʳ GOULLIOUD)

Fibromes utérins. — Castration. — Phlébite. — Guérison.

Tess..., 38 ans, opérée par M. le Dʳ Goullioud, dans la maison des sœurs Sainte-Marthe le 18 janvier 1893.

A eu un enfant il y a 13 ans. A eu il y a deux ans, une néphrite pour laquelle elle a suivi pendant quatorze mois un régime lacté exclusif. Elle présente encore 50 centigrammes d'albumine par litre d'urine, mais n'a plus aucun symptôme de néphrite, ni mal de tête, ni oppression, ni œdème, ni hypertrophie du cœur.

Les règles durent trois ou quatre jours, elles sont abondantes, mais pas très exagérées, ne l'obligent pas à garder le lit. Pas de pertes blanches.

A l'examen local on trouve un fibrome remontant à une bonne main au-dessus de l'ombilic et par le toucher dans le col entr'ouvert et perméable à la pulpe du doigt on sent un fibrome sous muqueux qui paraît adhérer à droite.

La castration est pratiquée le 18 janvier 1893, en raison de l'accroissement pris par la tumeur depuis qu'elle a été observée pour la première fois, le 12 décembre 1891; à cette époque en effet, le fibrome atteignait à peine l'ombilic, tandis qu'actuellement il le dépasse de toute la largeur d'une main.

On fait une longue incision médiane dont l'ombilic occupe à peu près le centre. Le fibrome fait saillie à travers cette incision; il se présente sous la forme d'une masse globuleuse coiffée d'un petit dôme qui est le fond de l'utérus; de ce point partent les ligaments ronds et les trompes. Le fibrome occupe la paroi postérieure de l'utérus.

Les annexes sont faciles à trouver à droite; ils ne sont pas pédiculés.

On place quatre anses de fil pour fragmenter le pédicule et pour que les fils extrêmes ne glissent pas. On est obligé de sectionner très près de l'ovaire pour éviter de grosses veines qui se trouvent à ce niveau; il se pourrait qu'il reste quelques vésicules ovariques dans le pédicule.

A gauche, l'ovaire et la trompe sont légèrement pédiculés; ils reposent sur deux grosses colonnes veineuses. On lie séparément l'ovaire et la trompe en faisant également trois anses pour chaque. La trompe est allongée mais non hypertrophiée.

On fait, avec un peu de peine, rentrer le fibrome dans l'intérieur de l'abdomen en suturant au-dessus progressivement le péritoine. Le surjet aponévrotique laisse un peu à désirer. On place une très petite mèche de gaze iodoformée à la partie inférieure de la plaie à cause de la présence d'un peu d'ascite.

Le soir de l'opération, douleurs assez vives. Température 38°1. Pouls 94.

19 janvier. — Température : matin 37°8, soir 37°9. Pouls : 116.

20 janvier. — Température : matin 38°, soir 38°3. Pouls : 110.

21 janvier. — Température : matin 37°7, soir 38°3.

22 janvier. — Température : matin 37°4, soir 38°1.

23 janvier. — Température : matin 37°5, soir 37°9.

24 janvier. — Température : matin 37°6, soir 38°2.

25 janvier. — Température : matin 37°4, soir 38°7.

Apparition d'une phlébite à la jambe gauche.

27 janvier. — La température se maintient au-dessus de 38°.

31 janvier. — Ouverture d'un petit abcès de la paroi. Ablation des fils.

24 mars. — La malade a gardé jusqu'à ce jour l'immobilité complète à cause de sa phlébite. On lui permet de se lever. Elle va bien. N'a eu ni règles ni perte sanguine. La tumeur a subi à droite une régression très marquée ; le fond de l'utérus atteint à peine l'ombilic. Dans la fosse iliaque gauche (côté de la phlébite), on sent un plastron inflammatoire large, non douloureux.

(Le 14 juin 1893, six mois après l'opération). La malade est revue par M. le docteur Goullioud. Elle est très satisfaite, n'a pas eu la moindre perte rouge, pas de règles.

Le sommet de l'utérus remonte à deux doigts au-dessous de l'ombilic. On distingue bien le fibrome, encore volumineux, et probablement le corps de l'utérus qui le surmonte en lui formant une sorte de petit casque ou de bonnet phrygien. La régression de la tumeur est indubitable, quoique encore très incomplète. La circonférence ombilicale, qui, lors de l'opération, était de 105 centimètres, n'atteint plus aujourd'hui que 92. La malade fait d'ailleurs remarquer qu'elle a pris de l'embonpoint et que, par suite, cette différence de 92 à 105 ne doit pas donner toute la diminution de la tumeur.

Le col est entr'ouvert, on sent toujours le polype sousmuqueux, qui ne manifeste aucune tendance à se péduculiser.

L'état général de la malade est parfait. Elle se plaint de quelques bouffées de chaleur. Elle porte un bas élastique à la jambe gauche. Le pied gauche est moins à l'aise dans la chaussure que le droit. C'est la seule trace que lui laisse encore sa phlébite.

En résumé, excellent résultat. Suppression des règles, régression sensible de la tumeur, disparition des malaises, douleurs et pertes qu'elle occasionnait.

OBSERVATION XV

Fibrome utérin à évolution rapide. — Castration. — Guérison. Opération.

Mᵐᵉ Bl..., 34, institutrice, entrée dans le service de M. le professeur Laroyenne, le 17 août 1893.

Bonne santé habituelle. A subi l'an dernier une opération pour cure radicale de hernie. A eu deux enfants; le dernier il y a six ans.

Règles toujours normales jusqu'à il y a un an. A partir de cette date, elles sont devenues extrêmement abondantes et douloureuses, l'obligeant chaque fois à garder le repos un ou deux jours. En même temps son abdomen a pris un développement rapide.

. A son entrée dans le service, on constate la présence d'un fibrome volumineux remontant à l'ombilic.

On intervient surtout à cause de l'évolution rapide de la tumeur.

19 août 1893. — Opération par M. le professeur Fochier. On se trouve en présence d'un gros fibrome interstitiel.

Les annexes gauches présentent quelques adhérences à l'utérus : la trompe est très dilatée, l'ovaire est très gros et renferme un petit kyste, son pédicule est court. On a une certaine peine à les amener à la plaie et, vu la brièveté du pédicule ovarique, on est obligé de laisser dans son intérieur un prolongement important de la glande. Le pédicule est lié par quatre anses de fils de soie. On ne fait pas de suture de la manchette péritonéale.

Les annexes droits sont beaucoup plus faciles à enlever. La trompe présente, comme celle du côté gauche, une énorme dilatation avec hydrosalpynx et l'ovaire est également très volumineux, mais non kystique. Pas d'adhérences.

On a de petites hémorrhagies au niveau des surfaces où l'on a rompu les adhérences des annexes gauches avec l'utérus. On s'en rend maître par de légères thermocautérisations.

En raison de ces hémorrhagies, on place un drainage de Mickulicz avant de refermer, comme d'habitude, la plaie par trois plans de suture au catgut.

Suites simples. La malade quitte le service dans les premiers jours de septembre. Elle va bien.

Revue un mois après l'opération. A eu ses règles, mais moins abondantes qu'autrefois. Elle affirme que sa tumeur a notablement diminué de volume.

Observation XVI

Fibrome utérin. — Castration. – Pleuro-pneumonie double — Mort.

Bruy..., 37 ans, entrée, salle Sainte-Thérèse, le 7 décembre 1890.

Pas d'antécédents pathologiques. — Réglée à 15 ans régulièrement. — Les règles étaient peu abondantes, duraient deux ou trois jours et s'accompagnaient de malaises assez prononcés, de vomissements, etc.

A l'âge de 28 ans, elle s'est mise à perdre pendant environ quinze jours à chacune de ses périodes menstruelles. Jamais de conception.

Depuis trois ans, les règles ne durent plus qu'une huitaine de jours, mais sont très abondantes.

La malade a une teinte jaune pâle très prononcée.

A l'examen de l'abdomen on trouve une tumeur médiane du volume d'une tête d'adulte, de consistance très dure. Elle remonte à 2 ou 3 centimètres au-dessus de l'ombilic et déborde la ligne médiane de 15 centimètres environ de chaque côté. Au toucher, l'utérus paraît un peu refoulé à gauche.

La tumeur est mobile, les mouvements qu'on lui imprime ne déplacent que très peu l'utérus ; celui-ci est assez mobile. — Le col est très petit.

8 Décembre. — Castration double. — Les ovaires sont kystiques et chacun du volume d'une grosse noix. — L'opération n'a présenté rien de particulier.

Le soir, température : 38°.

9 Décembre. ·· Température : matin, 39°4 ; soir, 39°4.

La malade a perdu une certaine quantité d'un liquide verdâtre.

10 Décembre. — Température : matin, 40°2 ; soir, 39°. Portes sanguinolentes assez abondantes.

11 Décembre. — Température : matin, 38°8 ; soir, 39°4.

Etat de torpeur marqué ; facies très pâle, jaunâtre. — 120 Pulsations à la minute.

Subdélire le soir.

12 Décembre. — Température : matin, 40°3 ; soir, 40°3.

13 Décembre. — Température : matin, 39°8 ; soir, 39°2.

Elle tousse beaucoup ; a une expectoration muco-purulente abondante.

14 Décembre. — Température : matin, 39° ; soir, 39°.

Violent point de côté sous l'aisselle droite.

15 Décembre. — Température : matin, 39°2 ; soir, 40°.

Le subdélire persiste. A la base du poumon gauche, en arrière, matité ; diminution des vibrations ; obscurité respiratoire ; souffle.

On applique un vésicatoire à ce niveau.

16 Décembre. — Température : matin, 42°.

Mort dans le subdélire à 1 heure de l'après-midi.

Autopsie. — On trouve un petit abcès dans la paroi au niveau de l'incision. — Rien dans l'abdomen. — Pas de péritonite. — Les moignons des pédicules ont absolument l'aspect qu'ils avaient lors de l'opération ; les fils de soie sont intacts. Au niveau de l'utérus, tumeur volumineuse englobant complétement l'organe. La cavité utérine est très allongée, a au moins 15 centimètres ; on y trouve quelques caillots.

La muqueuse utérine a son aspect normal. L'orifice des trompes est très nettement conservé et visible des deux côtés. Les trompes sont perméables à un fin stylet. On ne trouve plus aucune trace d'ovaire. L'utérus paraissait envahi en totalité par les produits fibreux ; cependant deux tumeurs se distinguent par leur volume, l'une, la plus considérable, occupant la face antérieure de l'utérus, l'autre, plus petite, située dans la paroi postérieure. Quelques petites tumeurs grosses comme des noisettes, étaient disséminées dans le reste de l'utérus.

A l'exanon des poumons, on trouve à gauche une adhé
rence légère des deux feuillets pleuraux et environ un demi
litre de liquide dans la cavité pleurale ; sur la face costale
du poumon gauche, on trouve quelques néo-membranes
jaunâtres. A droite on trouve aussi un peu de liquide dans
les plèvres, mais moins qu'à gauche et pas de fausses membranes. Des deux côtés les poumons sont congestionnés aux
bases et de couleur violacée : à la coupe ils laissent s'échap-
per par les orifices bronchiques du muco-pus.

OBSERVATION XVII

Fibrome utérin. — Castration. — Occlusion intestinale. · Péritonite.
Mort.

Françoise Piail..., 38 ans, cultivatrice, entrée salle Ste-
Thérèse le 4 juin 1892.

Réglée à 13 ans ; mariée à 18 ans ; a eu trois enfants, le
dernier il y a sept ans.

La maladie actuelle a débuté il y a cinq mois par des
hémorrhagies menstruelles. Le mois dernier elle a eu des
pertes continues pendant vingt-cinq jours. Elle est maigre et
anémiée.

A l'examen local on trouve un fibrome gros comme une
tête de fœtus à terme ; il est interstitiel, développé dans la
paroi latérale gauche de l'utérus. En effet, le cathétérisme
montre que l'utérus est incliné à droite et que sa paroi gauche est seule épaissie ; la cavité utérine mesure 9 centimè-

tres ; l'utérus et le fibrome sont abaissés et remplissent l'excavation ; le vagin et la vulve sont très larges, on pourrait pratiquer l'extirpation du fibrome par la voie vaginale, par morcellement avec ou sans hystérectomie. M. Laroyenne préfère l'ablation des annexes après avoir, par le toucher intra-utérin, acquis la certitude que le fibrome est absolument interstitiel.

A la suite de la dilatation utérine faite avec les bougies d'Hégar pour permettre ce toucher, malgré toutes les précautions antiseptiques d'usage, la malade a présenté des températures oscillant entre 38° et 39°.

8 juin. — Quoique la température soit encore de 38°8 le matin. On pratique la castration. On trouve assez facilement les annexes du côté droit qui sont très en dehors à droite ; ceux du côté gauche sont difficiles à trouver ; ils sont au fond du cul-de-sac de Douglas, plus à droite qu'à gauche de la ligne médiane. Le promontoire gêne la main qui ne peut d'abord atteindre le cul-de-sac de Douglas. On est obligé d'écarter le fibrome en pinçant sa paroi postérieure avec des pinces en cœur, qui ont difficilement prise sur la couche la plus superficielle, formée par le ligament large ; la face postérieure du fibrome est croisée en sautoir par le ligament rond gauche. On amène enfin les annexes à la plaie.

Les ovaires enlevés sont petits ; les trompes sont perméables, il n'y avait pas d'adhérences ; les pédicules sont faits comme d'ordinaire ; on les cautérise au Paquelin. On place un drainage de Mickulicz à cause des difficultés que l'on a rencontrées à gauche.

Le soir de l'opération, température 38°6.

9 juin. — Température : matin 39°, soir 39°4.

10 juin. — Température : matin 39°2, soir 38°6.

11 juin. — Température : matin 38°4, soir 39°.

Depuis trois jours la malade a la diarrhée.

12 juin. — Température : matin 38°9, soir 38°5.

13 juin. — Température : matin 39°4, soir 40°7.

On donne un lavement qui provoque une selle.

14 juin. — La malade a eu hier soir un point de côté à gauche, et dans la nuit un fort frisson, elle ne tousse pas. Température : matin 40°8, soir 40°3.

15 juin. — Température : matin 39°3, soir 30°1.

16 juin. — Température : matin 38°5, soir 38°9.

17 juin. — Température : matin 38°, soir 39°.

18 juin. — Température : matin 88°1, soir 37°6. Vomissements bilieux abondants.

19 juin. — Température : matin 37°1, soir 37°5.

Mort dans la nuit. Malgré les lavements, la malade n'avait pas eu de selles depuis le 13 juin, cette rétention au contraire n'a jamais existé pour les gaz.

A l'autopsie : rien aux poumons ni au cœur ; à l'ouverture du ventre une partie de l'intestin grêle rouge, vascularisée, assez distendue, fait saillie et se présente seule à la vue ; pas de liquide à l'abdomen ; cet intestin présente des lésions de péritonite évidente, rougeur, fausses membranes assez fortes en certains points pour déterminer des adhérences ; dans le cul-de-sac de Douglas, un peu d'exsudat déjà purulent. On est aussitôt frappé de voir une bride résistante du volume d'un porte-plume qui, fortement fixée en avant à la paroi abdominale par son extrémité antérieure, plonge d'autre part profondément en arrière vers la colonne vertébrale. L'extrémité antérieure adhère tout près de la ligne de suture, mais ne paraît pas être fixée par les fils de cette suture. Elle est si fortement fixée qu'on est obligé de la détacher d'un coup de ciseaux ; en suivant d'avant en arrière cette bride, on voit qu'elle n'est autre chose que l'appendice du cœcum, long d'environ 12 centimètres et dont le trajet est le suivant : passant au-dessus de la portion dilatée de l'intestin grêle, il la contourne en passant sur le bord inférieur du mésentère à gauche de celui-ci, puis à droite pour aller ensuite rejoindre le cœcum.

Au niveau du Mickulicz on trouve les anses intestinales fixées entre elles et au Mickulicz par des adhérences assez solides déterminant des coudures, mais sans qu'il paraisse siéger à ce niveau une occlusion véritable de l'intestin qui, au-dessous du Mickulicz, conserve encore sur une certaine étendue sa distension et sa rougeur.

En enlevant en totalité les anses intestinales et en les déroulant, on constate que l'intestin grêle se présente sous deux aspects bien différents. La partie supérieure, sur une étendue de deux mètres environ, est distendue et rouge, présentant sur plusieurs points des coudures et de légers rétrécissements. Au niveau de la fosse iliaque droite il y a un rétrécissement très net, peut-être déterminé par le passage à ce niveau de l'appendice vermiforme tendu, comme il a été dit plus haut. A partir de là, l'intestin grêle est pâle, aplati, vide, et cet état se continue sur le gros intestin.

En somme et bien que la malade n'ait pas présenté les signes cliniques d'une occlusion intestinale vraie, il semble que, d'une part, la localisation de la rougeur et de la distension à la partie supérieure de l'intestin grêle, d'autre part l'aplatissement de sa partie inférieure, ces deux parties étant nettement séparées par un sillon rétréci, doivent faire admettre l'existence d'un certain degré d'occlusion peut-être déterminée par l'appendice, et qui, primitive ou secondaire à la péritonite, a très probablement joué un rôle important dans la pathogénie des accidents.

Observation XVIII

Fibrome utérin. — Castration. — Péritonite septique. — Mort.

Louise-Pélagie Bonn..., 39 ans, ouvrière en soie, entrée salle Sainte-Thérèse le 11 août 1892.

Célibataire. Jamais de conception. Depuis quelques années

elle a des pertes blanches et des règles très abondantes et très douloureuses.

Le col utérin est béant, très court; l'utérus est gros; il remonte à quatre travers de doigt au-dessus du pubis; il est incliné à gauche. On pourrait enlever cet utérus par le vagin. La cavité utérine mesure 8 centimètres 1/2.

18 août. — Depuis son entrée à la Charité, la malade se trouve très bien du fait du simple repos. Ses règles, qui sont actuellement au troisième jour, sont jusqu'ici peu douloureuses et modérément abondantes.

6 septembre. — La malade vient d'avoir eu à nouveau ses règles; elles ont duré huit jours, ont été très abondantes, ont anémié la malade au point de lui donner des vertiges et des battements de cœur.

9 septembre. — Castration double. Les deux ovaires sont kystiques. Sur la face postérieure de l'utérus, on aperçoit un polype fibreux à gros pédicule; on hésite à l'enlever, puis on le laisse en place, vu l'inutilité de cette opération. L'utérus est gros. Aucun accident opératoire.

Le soir de l'opération, température : 37°4.

10 septembre. — Température : matin, 38°1 ; soir, 38°6.

11 septembre. — Température : matin, 38°7 : soir, 39°2. Symptômes de péritonite.

12 septembre. — Température : matin, 39° ; soir, 39°4.

13 septembre. — Température : matin, 40°4. Mort dans la journée.

A l'autopsie, on trouve les lésions habituelles des péritonites septiques.

OBSERVATION XIX (1)

Salpyngo-ovarite et fibrome. — Ablation des annexes. — Guérison.

Schw..., 35 ans, entrée salle Sainte-Thérèse, le 16 octobre 1890.

A eu une fausse couche il y a dix ans. Souffre depuis six ans avec de longues périodes de rémission. Depuis quatre mois a des métrorrhagies qui ne cessent guère que huit à dix jours par mois. Depuis un mois elle a des douleurs aiguës qui l'obligent à garder le lit.

A l'examen on trouve actuellement l'utérus très incliné en avant, le col est celui d'une nullipare. Sous la paroi abdominale antérieure on sent une tumeur superficielle du volume d'un œuf qui peut être ou un fibrome ou des annexes attirés et fixés en avant.

Dans le cul-de-sac postérieur du vagin, à gauche, on trouve une masse rénitente qui semble être une trompe dilatée ; quant aux annexes droits, ils sont difficiles à explorer à cause de la tumeur antérieure qui fait également saillie à droite.

22 octobre. — Opération par M. le Dr Goullioud. Ablation des annexes des deux côtés. Les trompes renferment du pus. Suites simples. Température se tenant autour de 38° pendant les dix jours qui suivent, puis normale.

27 octobre. — Ablation des fils et du drainage de Mickulicz.

13 novembre. — La malade sort allant bien.

(1) Cette observation et la suivante, ayant trait à des cas où la gravité tenait moins à la présence de la tumeur fibreuse qu'aux lésions des annexes, nous ne les ferons pas figurer dans la discussion de nos résultats opératoires de castrations pour fibromes.

LEVRAT. 5

30 août 1892. — La malade est vue par M. le Dr Goullioud. Depuis son opération elle a toujours continué à être
réglée régulièrement pendant quatre ou cinq jours tous les
mois, d'une manière modérée, sans coliques, tandis qu'auparavant ses règles étaient irrégulières, très abondantes et
très douloureuses, l'obligeant à garder le lit.

Depuis le 18 juillet dernier elle a des pertes sanguines légères d'une façon continuelle ; depuis trois jours douleur
très vive dans le côté gauche.

Le corps de l'utérus est volumineux, il s'élève à quatre
doigts au-dessus du pubis ; le col est gros mais sans aucune
dilatation. Peut-être reste-t-il un débris d'ovaire à gauche ?

Sous l'influence de l'hydrastis les pertes sanguines se sont
réduites à un suintement insignifiant.

(Revue le 10 juin 1893, deux ans après l'opération, la
malade va bien à part quelques malaises abdominaux sans importance en comparaison des douleurs antérieures à l'opération. Elle a encore, notamment au niveau de la fosse iliaque
droite, un point plus sensible qui reste le point faible, où
toute cause de fatigue, tout refroidissement a un léger con-
tre-coup. Depuis le mois d'août dernier elle n'a pas eu d'hémorrhagie dans l'intervalle de ses règles ; celles-ci sont toujours normales, de moyenne intensité.

La malade présente en outre quelques symptômes de néphrite, jambes enflées, légère bouffissure de la face, céphalal-
gie, miction goutte à goutte. Ses urines ne renferment cependant pas d'albumine ou tout au moins n'en contiennent
que des traces douteuses.

L'examen local montre la persistance de son fibrome ; il
est comme plaqué sur la paroi antérieure de la corne utérine
droite ; son volume peut être comparé à celui d'un utérus
normal. Il n'a pas diminué et paraît même plus vraisembla-
blement augmenté. Le cathétérisme intra-utérin étant un peu
difficile et sans grande indication on n'insiste pas.

Observation XX

(Due à M. le docteur Gouillovd.)

Fibrome compliqué de suppuration pelvienne. -- Castration pendant la période aiguë de cette suppuration méconnue. — Mort rapide.

Mlle M..., mercière, âgée de 43 ans, est atteinte d'un fibrome, qui, n'amenant que des troubles légers, est resté longtemps méconnu.

Le 27 juillet 1892, je suis appelé auprès d'elle par M. le docteur Roche, qui lui donne des soins et a constaté l'existence d'une tumeur pelvienne.

Nous trouvons la malade au lit, se plaignant de souffrir cruellement du ventre depuis quelques jours et de n'uriner qu'avec une grande difficulté. Elle raconte que quelques jours auparavant elle avait pris froid et avait eu de la diarrhée.

Les malaises qu'elle avait eus antérieurement n'avaient jamais atteint cette intensité et elle n'avait demandé aucun conseil médical.

L'examen local fait constater une tumeur dure fibreuse remplissant l'excavation, ne s'élevant pas dans la cavité abdominale. Elle est immobile et le diagnostic est : fibrome enclavé dans le bassin et commençant à développer des phénomènes de compression. Pas de complication hémorrhagique. On attribue à une influence passagère et saisonnière la diarrhée et les malaises qui l'ont accompagnée.

A cause des phénomènes de compression vésicale et de l'enclavement du fibrome, que l'on sent ne pouvoir déplacer, on se décide à faire l'opération de Battey.

La veille de l'opération, purgation. Température rectale : 37°5 et 38°. Je suis un peu préoccupé par cette température que j'apprends au moment d'opérer. Je crois devoir passer outre.

Opération le 3 août, dans une maison de santé bien organisée au point de vue antiseptique.

Je suis désagréablement surpris en pénétrant dans la cavité abdominale, de trouver des anses intestinales adhérentes à la face antéro-supérieure du fibrome. En les décollant du côté droit on provoque tout-à-coup un abondant écoulement de pus.

Cependant le côté gauche du fibrome est libre. J'atteins l'ovaire non adhérent et je l'enlève avec la trompe.

Puis je décolle à droite, sur le fibrome, les anses intestinales, et j'arrive sur une trompe dilatée, du volume du pouce, pleine de pus. Ablation de cette trompe et de l'ovaire adjacent. Toilette soignée de la cavité péritonéale, sans lavage. Tamponnement de Mickulicz par dessus le fibrome.

Le 4 août, suintement considérable par le Mickulicz. Température rectale à 40°. Pouls rapide à 110.

Le 5 août. -- La malade n'a pas dormi, cependant elle souffre peu. Température : 40°5. Pouls 120, encore bien frappé.

Dans l'après-midi une selle diarrhéique abondante, provoquée par un cachet de calomel et jalap, pris la veille et par deux verres à Bordeaux d'Eau de Rubinat, pris le matin même.

Le soir, la malade est très agitée. Température 41°, pouls 140. Ni vomissement, ni fort ballonnement. C'est plutôt le tableau clinique de la septicémie aiguë que celui de la péritonite. Aussi, me demandant s'il n'y a pas de rétention derrière le Mickulicz, je l'enlève, ce qui n'amène aucun écoulement de liquide. Un débridement du cul-de-sac de Donglas, fait en quelques secondes par le vagin sans anesthésie, ne fait écouler que quelques gouttes de sang mêlé, semble-t-il, à quelques gouttes de pus.

La malade meurt le lendemain matin.

J'obtins alors les renseignements précis suivants de la sœur de la malade :

Le 17 juillet, la malade allait bien. Le 18 elle eut une impression de froid en prenant un bain.

Elle fut malade depuis, mais surtout à partir du 21. Ce jour elle fut malade à crier et eut des vomissements répétés.

Le 27, lors de mon premier examen, j'interprétai trop légèrement les malaises qui furent signalés. J'étais, d'ailleurs bien à tort, éloigné de toute idée de possibilité de lésions suppurées des annexes, par l'absence, dans le passé, de toute conception ou de toute contamination génitale, par suite de la constatation de la persistance de l'hymen. Pas de cathétérisme utérin.

Il ressort manifestement, pour moi, des faits, que cette femme était atte···e d'une dilatation tubaire par suite de son fibrome et que, sous une influence inconnue, une infection récente s'était surajoutée, amenant des accidents graves dont j'avais méconnu la nature. Il n'y avait plus ou presque plus de fièvre : température rectale de 37°5 et de 38°. Les poches suppurées étaient d'ailleurs absolument dissimulées par un fibrome volumineux et enclavé.

Ce fait montre aussi le danger incontestable de la laparotomie dans les suppurations pelviennes récentes. Il eut fallu attendre que les collections suppurées fussent venues se mettre en rapport avec la paroi abdominale ou avec le cul-de-sac vaginal pour leur donner issue ou bien encore attendre du temps une certaine atténuation du germe infectieux. L'hystérectomie vaginale eut peut-être permis d'enlever le fibrome et d'évacuer les poches purulentes, sans infecter la grande cavité péritonéale, mais elle eut été fort difficile.

En dehors de ces vingt observations, M. le professeur Laroyenne a pratiqué sept castrations pour fibromes antérieurement au mois de mai 1888, date de début de notre statistique ; malheureusement ces sept observations ont été égarées. Dans un de ces cas, la malade mourut de septicémie. Dans tous les autres cas, il y eut guérison opératoire. Deux de ces malades ont été suivies et sont actuellement en parfaite santé. Quant aux quatre autres, elles ont été perdues de vue.

RÉSULTATS

Deux faits frappants ressortent nettement de la lecture de nos observations : d'une part, la gravité relative de l'opération, et de l'autre la guérison radicale des malades qui ont survécu.

Résultats opératoires

Sur 25 opétions de Battey, nous avons 21 guérisons immédiates et 4 décès, soit une mortalité de 16 °/₀. Ce chiffre est un peu supérieur à celui de la statistique de Wiedow, qui donne 15 décès sur 149 cas, soit 10 °/₀. Il se rapproche davantage du chiffre de Tissier, 25 décès sur 171 opérés, soit 14,6 °/₀. Il est à remarquer que dans les 171 cas de Tissier en figugurent 88 de Wiedow. Bouilly, sur 26 castrations, a eu 3 morts, soit 11,5 °/.. Si on réunit les cas publiés en France, on arrive à un total de 56 opérations qui donnent 9 décès, soit 16,1 °/..

Cas de Bouilly....	26.....	3	décès
Cas de Richelot...	2.....	0	—
Cas de Segond....	3.....	0	—
Cas de Terrillon...	8.....	1	—
Cas de Terrier....	7.....	2	—
Cas de Monod.....	1.....	0	—
Cas de Polaillon...	3.....	2	—
Cas de Duplay....	2.....	1	—
Cas de Reymond..	3.....	0	—
Total....	56.....	9 soit 16,1 °/..	

Lawson Tait (1) est le seul à avoir publié une statistique différant notablement des précédentes au point de vue de la mortalité, puisqu'il n'accuse que 12 morts sur 600 opérées, soit 2 °/..

De cette mortalité relativement élevée, on doit conclure que la castration pour fibromes n'est pas une opération bénigne à entreprendre à la légère, mais bien au contraire, une intervention à laquelle on ne devra se résoudre que lorsque l'on se trouve en présence d'accidents graves réfractaires à la thérapeutique plus inoffensive de l'ergotine de l'hydrastis, de l'électricité et surtout des cautérisations intra-utérines au crayon de chlorure de zinc (2). Mais

(1) L. Tait. — *Brit. med. Journ.*, 1er nov. 1890.
(2) Kepelin. — Th. Lyon, nov. 1893.

cette gravité n'est que relative si on la compare à
celle de l'hystérectomie. Il est à l'heure actuelle encore assez difficile de connaître exactement la mortalité de cette dernière opération tant les statistiques
publiées sont nombreuses et contradictoires. Cependant, nous trouvons dans le traité de gynécologie de
Pozzi les indications suivantes : En 1875, dans sa
thèse d'agrégation, Pozzi réunit 119 cas de fibromes
traités par l'hystérotomie ou l'hystérectomie. Ces
119 cas comprennent 77 morts, soit 64 °/₀. Quatre
ans plus tard, Letousey (1) trouvait sur 84 cas pos-
térieurs à ceux de Pozzi : 36 morts, soit environ
43 °/₀. Gusserow (2) rassemblant les faits connus de
1878 à 1885 a recueilli le nombre considérable de
533 cas, dont 185 morts, soit 34,8 °/₀. D'autre part,
Vautrin (3), sur 173 observations nouvelles qu'il a
recueillies, a compté 68 morts, soit 39 °/₀.

Plus récemment, Wehmer (4) a trouvé sur 574
hystérectomies, 151 décès, soit 26,3 °/₀. Zweifel (5),
également sur 246 hystérectomies a 67 décès, soit
27 °/₀. Terrier (6), en 1888, à la Société de chirurgie
de Paris, estime qu'en attribuant à l'hystérectomie
abdominale un coefficient de mortalité de 50 °/₀, on
reste certainement au-dessous de la réalité.

(1) Letousey. — *Hystérectomie sus-vaginale dans le traitement des tumeurs fibreuses utérines.* Th. de Paris, 1879.
(2) Gusserow. — *Die Neubildungen des Uterus,* 1886.
(3) Vautrin. — *Du traitement chirurgical des myômes utérins.* Th. d'agr., 1886.
(4) Wehmer. — *Zeitsch. f. Geb. und Gyn.,* 1887. p. 106.
(5) Zweifel. — *Die Stielbehandlung bei Myomectomie,* 1883.
(6) Terrier. - Com. à Soc. chir. de Paris, 6 juin 1888.

Au dernier Congrès de chirurgie de Paris, Bœckel a apporté une statistique personnelle de 20 hystérectomies avec 5 décès, soit 25 %. A ce même congrès, Jacobs a cité 36 cas personnels d'hystérectomie qui lui ont donné 9 morts, soit 25 %.

Nous n'attachons pas au chiffre de ces diverses stastistiques une importance très grande, mais faute de mieux on est pourtant obligé de compter avec elles. Or, elles nous montrent toutes que si la gravité de l'hystérectomie pour fibromes tend à diminuer de jour en jour, elle n'en est pas moins encore à l'heure actuelle, très nettement supérieure à celle de l'opération de Battey.

Causes de la mort après castration. —

Dans la statistique de Tissier, qui comprend 25 cas de mort, nous trouvons comme cause :

12 fois une péritonite septique.

1 fois une hémorrhagie secondaire par septicémie.

1 fois une thrombose de la veine pulmonaire.

1 fois une pyélo-néphrite.

1 fois une atrophie cardiaque d'origine antérieure à l'opération.

9 fois enfin, la cause n'est pas spécifiée.

Bouilly a eu 3 morts; l'une par pneumonie infectieuse grippale, la seconde par attaque d'asytolie, et la troisième par hémorrhagie due à la blessure d'une grosse veine du ligament large.

Quant à nous, nos 4 décès se répartissent ainsi :

2 par péritonite septique.

1 par péritonite et occlusion intestinale.

1 par pleuro-pneumonie.

Dans le cas qui fait l'objet de l'observation XVII, on a opéré une malade infectée par un cathétérisme utérin antérieur. De plus, les annexes gauches ont été difficiles à trouver, situés qu'ils étaient dans le cul-de-sac de Douglas, plus à droite qu'à gauche de la ligne médiane et complètement cachés par la tumeur qu'on a été obligé de déplacer pour leur recherche. Du reste, l'opération avait été assez longue pour que l'on crut nécessaire de placer un drainage de Mickulicz.

Chez la malade de l'observation XVIII, au contraire, on ne trouve rien pour expliquer la mort.

Chez notre troisième malade (obs. XVI), la tumeur était très volumineuse, remontant à 3 centimètres au-dessus de l'ombilic, et dépassant de chaque côté la ligne blanche de 15 cetimètres. L'opération avait été pourtant simple, et l'on ne peut trouver le pourquoi de la pleuro-pneumonie qui l'a enlevée.

Nos malades étaient âgées de 37, 38 et 39 ans ; elles étaient toutes anémiées par leurs métrorrhagies, mais ne présentaient nullement un état exceptonnellement grave.

Complications. — Parmi les opérées qui guérissent, beaucoup présentent des complications capables de retarder momentanément leur complet rétablissement.

C'est ainsi que sur 55 opérées, Hégar (1) a eu 16 fois, soit 29 %, des complications. A savoir :

3 péritonites légères.

7 abcès.

4 thromboses du membre inférieur.

1 pneumonie.

1 catarrhe de la vessie.

Segond (2), a eu une fois rupture de la cicatrice après ablation des fils au neuvième jour et hernie des anses intestinales.

Terrier (3), a eu également deux fois un accident semblable le lendemain de l'ablation des fils, le septième et le onzième jour après l'opération.

Dans ces deux cas, il y a eu éventration consécutive.

Quant à nous, nous avons eu six fois des complications.

Une fois, une parésie du bras droit ayant duré trois mois.

Une fois, une coccydynie persistant encore, mais très atténuée deux ans après l'opération.

Une fois, des abcès multiples et étendus de la paroi abdominale avec fistule intestinale consécutive en même temps que paraplégie; guérison complète dans les dix-huit mois qui ont suivi l'opération,

Trois fois, des phlébites du membre inférieur gauche dont une compliquée d'embolie pulmonaire et d'abcès de la fosse iliaque.

(1) Hégar et Kaltenbach. — Loc. cit., p. 405.
(2) Segond. — Com. à la Soc. de chir., juin 1883.
(3) Terrier. — Com. à la Soc. de chir., juin 1883.

En outre de ces accidents, trois fois nous avons eu des éventrations consécutives, dont deux chez des opérées de l'année 1888, alors que l'on ne faisait pas encore chez M. Laroyenne la suture à trois plans.

RÉSULTATS ÉLOIGNÉS

Nous venons d'étudier les résultats opératoires immédiats de la castration pour fibromes. Ils nous ont montré une innocuité plus grande que celle de l'hystérectomie, mais pourtant pas absolue, soit au point de vue d'une terminaison fatale, soit au point de vue de complications sérieuses venant entraver la marche de la guérison. Reste à savoir maintenant si les bénéfices de l'opération valent les risques que l'on fait courir à la malade.

Une de nos malades (obs. XV) est opérée depuis trop peu de temps pour qu'il puisse être ici question d'autre chose que d'un succès opératoire. Mais il nous reste dix-sept malades guéries opératoirement parlant qui ont été observées pendant des périodes variant de six mois à huit ans.

Or, sur ces dix-sept malades, nous comptons :

Deux cas où on sait simplement qu'il y a eu guérison ;

Neuf cas dans lesquels les règles et les métrorrhagies ont été complètement supprimées aussitôt après l'intervention.

Trois cas où après quelques métrorrhagies peu importantes il y a eu cessation définitive de toute perte.

Un cas (obs. XIX) où il y a eu arrêt des métrorrhagies et persistance de règles normales et peu abondantes.

Un cas dans lequel les métrorrhagies ont persisté, mais ont perdu leur régularité et ne surviennent plus qu'à de très longs intervalles.

Un cas enfin où les métrorrhagies ne semblent pas avoir diminué. Dans ce dernier cas, on note sur l'observation que la castration a été difficile et que l'on craint d'avoir laissé un fragment d'ovaire (obs. XII).

Il est du reste à remarquer que ces deux cas d'insuccès sont précisément les seuls où l'opération avait été assez longue et laborieuse pour que l'on se cru obligé de placer un drainage de Mickulicz.

En somme dans 86 % des cas les hémorrhagies ont été complètement arrêtées.

Quant au volume de la tumeur, nous le trouvons :

Sept fois manifestement diminué.

Une fois stationnaire et peut être même augmenté

(précisément chez la malade dont les hémorrhagies n'ont pas été influencées par l'opération).

Neuf fois nous manquons de renseignements précis à cet égard.

Dans tous les cas les douleurs ont disparu. Une seule fois, cependant, on note la persistance d'un certain degré de sensibilité utérine (obs. I).

Chez quatre de nos malades qui avaient des troubles urinaires marqués, trois fois il y a eu cessation complète, une fois le résultat n'est pas noté à ce point de vue.

Il est à remarquer que nous n'avons jamais eu de ces accidents nerveux, dont on a certainement exagéré la fréquence et la gravité, après l'ablation des ovaires ; nos castrations n'ont pas créé de nouvelles névropathes et, parmi celles qui l'étaient antérieurement, quelques-unes mêmes ont vu leur état psychique s'améliorer un peu, par suite de la suppression de leurs douleurs.

Wiedow (1) sur 56 cas de castration, datant d'au moins un an, note :

39 fois ménopause avec diminution de la tumeur.

5 fois ménopause sans que l'état de la tumeur fut spécifié.

5 fois persistance d'hémorrhagies faibles et irrégulières avec diminution de la tumeur.

7 fois retour des hémorrhagies avec ou sans diminution de la tumeur.

(1) Wiedow. — *Arch. f. Gyn.*, 1885.

LEVRAT.   6

Sur les 145 succès opératoires rapportés dans la thèse de Tissier, on rencontre :

7 fois le retour des hémorrhagies, mais très atténuées, et dans ces trois cas on note que l'opération n'a pas été complète, que la castration a été unilatérale ou qu'on a laissé un fragment d'ovaire dans le pédicule ;

21 fois des pertes sans régularité, ni gravité pendant les premières semaines ou les premiers mois, puis, finalement ménopause ;

89 fois la cessation immédiate de toute hémorrhagie ;

25 fois la simple mention, guérison.

Quant au volume de la tumeur, 9 fois il est noté stationnaire ou augmenté.

66 fois il a présenté une diminution rapide.

71 fois on indique seulement la guérison.

Sur ses 23 guérisons opératoires, Bouilly (1) compte :

3 fois des hémorrhagies qui se reproduisirent par évolution ultérieure du fibrome vers la cavité utérine. Dans ces trois cas, une fois le répit hémostatique fut de huit mois, une fois de un an, une autre fois le fibrome fut rapidement expulsé par les voies naturelles ;

1 fois un insuccès à peu près complet chez une femme opérée depuis deux ans ;

19 fois enfin la cessation de toute hémorrhagie.

Les ménorrhagies ont disparu d'emblée chez quel-

(1) Bouilly. - Com. au Congrès de chir. de Paris 1893.

ques malades, plus lentement chez d'autres, après
des règles peu abondantes et irrégulières pendant la
première année.

Chez toutes les femmes qui souffraient les douleurs ont cédé dès les premiers jours et chez toutes
également le fibrome a diminué dans des proportions
considérables.

Si nous additionnons les chiffres fournis par ces
diverses statistiques nous arrivons à ce résultat que
sur un total de 240 castrations pour fibromes on ne
trouve que 20 insuccès quelles qu'en soient les causes présumées opérations incomplètes, évolution
ultérieure de la tumeur vers la cavité utérine, etc.

C'est donc 91,7 pour 100 de succès que nous
donne cette opération, du moins au point de vue
de l'arrêt des héniorrhagies qui en sont l'indication
la plus habituelle.

Mais à quoi tient la persistance de ces méthror-
rhagies dans les autres cas ? Monod (1) prétend qu'en dehors des pertes d'origine menstruelles.
il est des hémorrhagies à point de départ utérin sur
lesquelles les ovaires n'ont aucune influence. Bouilly
se rapproche un peu de cette manière de voir en
attribuant la plupart de ces métrorrhagies à l'évolution sous-muqueuse des fibromes.

Quant à la plupart des chirurgiens, et c'est aussi
l'opinion de M. Laroyenne, ce que l'on doit surtout
incriminer, c'est la persistance toujours possible de
fragments d'ovaire. Il est en effet si facile d'en lais-

(1) Monod. — Soc. de chir. de Paris, juin 1883.

ser quelque prolongement dans l'intérieur du pédicule ! et cela, sans parler des cas où cette faute opératoire est pour ainsi voulue par l'impossibilité d'agir
autrement.

————

INDICATIONS

Dans le chapitre précédent, nous avons vu que la statistique brutale des résultats de l'opération de Battey, suffisait pour justifier son emploi dans le traitement des fibromes utérins ; mais tous les cas de fibromes n'en sont pas également justiciables. C'est la discussion raisonnée des indications de la méthode qui doit tracer à l'opérateur sa ligne de conduite, et souvent ce n'est pas chose simple que le choix du traitement à appliquer à un fibrome utérin, si multiples sont en effet les méthodes thérapeutiques, si variés leurs avantages et inconvénients respectifs !

Aussi, allons-nous soigneusement passer en revue toutes les considérations qui doivent entrer en ligne

de compte dans les indications de la castration, considérations tirées, soit du volume et de la situation de
la tumeur, de son développement plus ou moins
rapide, des accidents qu'elle cause, soit de l'état des
annexes, soit de la santé générale et de l'âge de la
malade.

Mais avant tout, il est un principe général à l'en-
contre duquel on ne devra jamais aller, c'est que; la
castration pour fibromes étant une opération relativement grave, on s'y décidera seulement lorsque
l'acuité des accidents ou la marche rapide de l'affection, feront prévoir que l'on ne pourra pas sans danger pour la vie de la malade, la conduire à l'aide de
traitements palliatifs plus inoffensifs au port de la
ménopause naturelle.

I. — Indications tirées de la situation de la tumeur.

Sur ce sujet, la plupart des chirurgiens sont d'ac-
cord. On ne songera jamais à appliquer l'opération
de Battey à des fibromes faisant saillie à la vulve ou
facilement énucléables par le vagin. De même, lorsque l'on se trouvera en présence de tumeurs sous-
péritonéales pédiculées, leur ablation sera encore
plus simple que la castration.

C'est donc surtout aux fibromes interstitiels que
doit s'adresser la castration. C'était la conclusion
très nette à laquelle était arrivé Richelot dans sa
communication à la Société de chirurgie le 5 novem-

bro 1890, conclusion qui ressortait clairement de
l'étude de toutes les observations connues à ce jour:
« Il ne faut pas, s'exprimait-il, dire que la castration est bonne pour les petites tumeurs et l'hystérectomie pour les grosses ; ce qu'il faut surtout, c'est
que les tumeurs soient interstitielles. »

Mais là se présente une difficulté ; il n'est pas toujours aisé de reconnaître si, oui ou non, un fibrome
est interstitiel ; la distinction des fibromes en trois
catégories sous-péritonéaux, interstitiels et sous-
muqueux est plus théorique que réelle; et il n'y a là
souvent qu'une question de degré à peine appré-
ciable.

Il est encore une autre série de fibromes qui, de
par leur situation, peuvent être appelés à bénéficier
de la castration. Nous voulons parler des fibromes
à développement intra-ligamentaire. Les difficultés
de l'hystérectomie, dans ces cas-là, peuvent en effet
souvent obliger le chirurgien à lui préférer l'opération de Battey ; malheureusement, cette dernière
est parfois très laborieuse par suite de la peine que
l'on peut avoir à trouver les annexes.

II. — Indications tirées du volume de la tumeur.

Duplay, Bouilly le disent formellement : il faut
réserver la castration aux tumeurs de petit et moyen
volume. Terrillon arrive aux mêmes conclusions en
ne recommandant la castration que lorsque la cavité

utérine, mesurée au moyen de son hystéro-curvimè-
tre, ne dépasse pas 9 à 12 centimètres. Cependant
nous avons vu le peu d'importance qu'attache Richelot
au volume de la tumeur. Bien avant lui, Hégar et
Wiedow avaient également déclaré qu'il ne fallait
pas se laisser trop effrayer par la grosseur du fibrome ;
et ils citaient à l'appui de leur dire douze observations
de castration chez des femmes dont la tumeur atteignait ou dépassait l'ombilic. Chez ces douze opérées,
ils comptaient dix succès complets ; dans deux autres
cas, il y avait eu diminution de la tumeur et persistance
d'hémorrhagies légères. Quant à nous, nous avons
rapporté dans ce travail un certain nombre d'observations (obs. II, III, VII, X, XIV), qui sont en
faveur de cette manière de voir.

III. — Indications tirées de la nature de la tumeur.

Pour Goldenberg (1) la castration a son maxi-
mum d'indication dans les cas de fibromyomes caverneux sans localisation nette, la tumeur ayant envahi
la totalité du tissu utérin. Polaillon (2) est plus exclusif encore dans ce sens : Pour lui, on ne doit jamais
faire la castration en dehors des cas d'hypertrophie
fibromyomateuse totale de l'utérus, genre d'affection
auquel il donne le nom de gigantisme utérin.

(1) Goldenberg. — *Centralbl. f. Gyn.*, 1886, n° 17.
(2) Polaillon.   Com. à la Soc. de chir. de Paris, 6 juin 1888.

Salmanoff (1) croit que la castration sera aussi utile pour le traitement des fibromyomes multiples diffus que pour les grands myomes caverneux solitaires.

Pour Tissier (2) les fibro-kystes de l'utérus sont moins étroitement soumis que les autres fibromes à l'arrêt de développement au moment de la ménopause et par conséquent sont moins directement justiciables de l'ablation des ovaires. Mais les fibro-kystes sont loin d'avoir tous la même origine ; on peut avoir à faire aux kystes lymphangectiasiques de Léopold et Kœberlé, à des infiltrations œdémateuses ou myxomateuse arrivées à leur dernier terme, à des lacunes ou géodes formées au centre des tumeurs par la désintégration des tissus.

On conçoit donc que s'il est certaines de ces tumeurs kystiques qui seront réfractaires à l'opération de Battey, d'autres au contraire, celles dont la constitution se rapproche le plus du fibromyome pur, pourront parfaitement en bénéficier.

IV. — Indications tirées de la marche de la tumeur.

Lorsque une tumeur a mis plusieurs années à se développer, lorsque ce développement s'est fait peu à peu d'une manière presque insensible on est en

(1) Salmanoff. — Com. à la Soc. obs. et gyn. de St-Pétersbourg, 19 déc. 1887.
(2) Tissier. — Th. Paris, 1883.

droit d'espérer que cette tumeur conservera toujours
la même lenteur dans son évolution et qu'on pourra
ainsi arriver, sans accident grave, à la ménopause
naturelle.

Si, au contraire, on se trouve en présence d'un
fibrome ayant acquis en quelques mois un volume
considérable, on devra redouter la persistance de cet
accroissement rapide et, comme plus la tumeur est
volumineuse plus l'opération est laborieuse, une intervention hâtive sera alors commandée même en
dehors de tout autre accident. Mais il est bon
d'ajouter que la rapidité de l'évolution du fibrome
ne donne par elle seule aucune indication pour ou
contre la castration de préférence à l'hystérectomie.

V. — Indications tirées des accidents causés par la tumeur.

Les fibromes révèlent le plus ordinairement leur
existence par des métrorrhagies, par des troubles
urinaires ou par le volume anormal que leur développement fait prendre à l'abdomen. Si ce dernier
accident existe seul et si l'accroissement de la tumeur
n'est pas exagéré au point d'apporter une gêne très
marquée dans les occupations habituelles de la femme,
si surtout cet accroissement ne se produit pas d'une
manière rapide, le plus sage est en général l'expec-
tation. Si au contraire, le fibrome cause par son volume des accidents de compression qui peuvent deve-

nir un danger pour la vie de la malade on est bien alors obligé d'intervenir. La lenteur de la régression de la tumeur après la castration semble ne pas permettre à ces cas de relever de cette dernière opération ; l'ablation du fibrome, s'il est pédiculé, l'hystérectomie au cas contraire sont alors les traitements les plus habituellement employés.

Pourtant certains accidents de compression et notamment les troubles urinaires qui commandent si souvent une intervention immédiate, bénéficient parfaitement de la castration ; nous avons rapporté ici trois observations parfaitement probantes à cet égard. Parfois, à la suite de la gêne circulatoire causée momentanément par l'opération, les phénomènes de rétention d'urine peuvent persister pendant les premiers jours mais ensuite ils ne tardent pas à disparaître en même temps que décroît la tumeur.

Cependant ce sont les métrorrhagies qui restent l'indication principale de l'ablation des annexes. C'est pour elles que l'on est intervenu le plus habituellement dans les observations que nous rapportons (17 fois sur 20 castrations). Mais pour intervenir, encore faut-il que l'on soit en présence d'hémorrhagies abondantes mettant en danger la vie de la femme ou faut-il que l'on soit assez éloigné de la ménopause pour qu'on puisse désespérer d'y amener naturellement la malade en combattant ses pertes sanguines par des moyens palliatifs, tels par exemple que les cautérisations intra-utérines aux crayons de chlorure de zinc.

La plupart des auteurs distinguent des hémorrhagies périodiques ou ménorrhagies liées intimement à la fonction ovarienne et des hemorrhagies irrégulières survenant dans l'intervalle des règles, dépendant uniquement de lésions de la muqueuse utérine. Les premières seules seraient justiciables de la castration. Pratiquement, il est souvent difficile de séparer ces hémorrhagies les unes des autres et notre maître, M. le professeur Laroyenne, croit qu'il ne faut pas trop s'attacher à d'aussi subtiles distinctions; pour lui, peu importe la cause présumée du flux sanguin : lorsque les ovaires auront été complètement enlevés toute hémorrhagie devra cesser.

VI. — Indications tirées de l'état et de la situation des annexes.

Une des grosses difficultés de la castration, est souvent la recherche des annexes. C'est ce fait qui avait inspiré à Hégar la règle de conduite, de ne jamais chercher à enlever les ovaires avant d'avoir par le palper abdominal ou vaginal exactement déterminé leur situation. Mais, s'il fallait appliquer ce principe dans toute sa rigueur, combien de femmes perdraient le bénéfice d'une opération ! La règle posée par Hégar est cependant excellente d'une manière générale et l'exploration attentive des annexes doit toujours précéder la castration, car elle pourra nous donner des renseignements importants, non seulement sur leur situation, mais aussi sur leur état.

On sait, en effet, la fréquence des altérations des annexes dans les cas de fibromes utérins.

Dans nos 19 observations, 10 fois on note une lésion macroscopique des trompes ou des ovaires, une fois seulement on spécifie qu'ils ne présentent rien d'anormal, et 8 autres fois il n'en est pas question. Nous ne possédons malheureusement les résultats d'aucun examen microscopique.

Sur 40 annexes examinés par Popow (1), 40 fois cet auteur a trouvé des lésions appréciables au microscope.

Mais d'autres fois ces lésions sont plus grosses et plus importantes à reconnaître.

C'est ainsi qu'on peut avoir affaire à des kystes, et l'indication de la castration se trouve alors doublée ; c'est ainsi également que l'on peut rencontrer des salpyngites suppurées, et l'on saisit de suite la gravité de l'intervention dans ces cas. Terrier (2) rapporte 2 observations de castration pratiquée par lui, pour des fibromes accompagnés de kystes assez volumineux des ovaires. Dans ces 2 cas l'opération fut suivie de succès. Au contraire, dans 2 autres cas, il trouva en même temps que des fibromes, une double salpyngite suppurée, dans ces 2 cas, il y eut décès. Dans nos observations nous avons cité 2 cas analogues à ces derniers avec 1 succès opératoire et 1 mort.

On conçoit aisément l'intérêt qu'il y avait dans

(1) Popow. — Centralbl. f. Gyn., 6 décembre 1890.
(2) Terrier. — Com. à la Soc. de chir. de Paris, 23 mai 1888.

tous ces cas à arriver par une exploration attentive
des annexes au diagnostic de leurs lésions ; n'ou-
blions donc jamais cet examen avant la castration,
mais si on n'arrive pas à sentir les ovaires, et le cas
pourra se présenter souvent, ne mettons pas en pratique l'exclusivisme d'Hégar.

VII. Indications tirées de l'âge et de l'état général de la malade

La question de l'âge des malades ne doit pas être
négligée. Lorsque la femme sera très proche de la
ménopause, en règle générale, on devra s'abstenir
de toute intervention radicale, la seule nature devant
bientôt remplir le rôle du chirurgien. Il faut pourtant
tenir compte de ce fait bien connu que la présence de
fibromes retarde souvent la ménopause. On comprend
facilement, au contraire, que chez les femmes jeunes
il ne faille pas trop se reposer sur la cessation sénile
de la période génitale, et la castration la plus pré-
coce alors sera souvent la meilleure.

La plupart des opérées sont des femmes de 32 à
45 ans. La plus jeune des nôtres avait 33 ans et la
plus âgée 44. Lawson Tait a cependant opéré avec
succès une malade de 52 ans pour un fibrome occa-
sionnant des métrorrhagies abondantes.

A côté de l'âge, reste à envisager l'état général.
Plusieurs de nos malades étaient très anémiées lorsqu'elles ont subi la castration ; chez certaines d'entre

elles, la faiblesse était même si prononcée qu'il paraissait probable qu'elles ne pourraient pas faire les frais d'une nouvelle période menstruelle, et c'est précisément ce qui a décidé de la rapidité de l'intervention.

Mais c'est surtout lorsque l'on peut hésiter entre une castration ou une hystérectomie que l'on doit tenir compte du degré de résistance dont sont susceptibles les forces de la malade. La castration est, dans le cas particulier, celle qui donne le minimum de choc opératoire; c'est donc elle qui devra avoir la préférence toutes les fois que l'on aura affaire à des femmes très débilitées.

VIII. – Castration de nécessité

Il est des cas où tous, partisans habituels ou non de l'hystérectomie, sont obligés d'y renoncer et de faire ce que l'on appelle une castration de nécessité.

Ces castrations sont souvent commandées par le mauvais état général de la malade, c'est ce que nous venons de dire dans le paragraphe précédent; mais elles peuvent l'être aussi par des difficultés surgissant dans le cours de l'intervention. C'est ainsi, par exemple, qu'après la laparotomie on peut s'apercevoir d'adhérences qui vont rendre extrêmement pénible l'ablation de l'utérus; c'est ainsi que l'enclavement du fibrome dans les ligaments larges pourra aussi, dans certains cas, faire renoncer à une hysté-

rectomie qui serait trop périlleuse. Comme le dit
Tillaux (1), le chirurgien part pour l'hystérectomie, et
il est obligé de se rabattre sur une castration. Mais
il est bon de savoir que ce sont ces castrations qui
sont ordinairement les plus dangereuses ou les plus
inefficaces, à cause de la difficulté que l'on éprouve
presque constamment, dans ces cas, à extirper les
annexes.

La castration, pratiquée dans ces conditions, n'est
discutée par personne, elle n'est que *le pis aller* dont
parle Pozzi ; le chirurgien enlève les ovaires parce
qu'il ne veut pas refermer le ventre sans avoir fait
quelque chose. Mais ce n'est pas là la castration telle
qu'on doit l'envisager ; vouloir la restreindre à ce
cadre étroit, c'est ne pas comprendre cette opération
qui, presque aussi radicale que l'hystérectomie, doit,
de par sa bénignité relative, être préférée à cette
dernière toutes les fois que le mode d'évolution de
la tumeur ou l'état général de la malade laissent
prévoir une gravité particulière de l'intervention.
Du reste, comme l'a très bien dit Tissier, toute castration (et nous pourrions ajouter : toute hystérectomie) doit être d'abord une laparotomie exploratrice. Et souvent ce n'est qu'après s'être rendu
compte de visu, de tactu, de l'état de l'utérus et des
annexes, que le chirurgien consciencieux, qui cherche avant tout une thérapeutique de résultats, pourra
se prononcer définitivement pour tel ou tel genre
d'intervention.

(1) Tillaux. — Soc. de chir. de Paris, 30 mai 1888.

CONCLUSIONS

—

I. — Dans l'état actuel de la chirurgie on ne doit pas systématiquement préférer dans le traitement des fibromes utérins l'hystérectomie à la castration.

II. — Cette dernière opération, quoique présentant une gravité relative, reste néanmoins manifestement moins dangereuse que l'hystérectomie.

III. — L'observation des résultats éloignés de la castration montre que ses effets sont presque toujours radicalement curatifs.

IV. — La persistance des hémorragies tient

généralement à ce que l'on a laissé des fragments
d'ovaire, faute quelquefois difficile à éviter.

V. — En dehors des cas où elle est une opération
de nécessité, la castration doit surtout s'adresser aux
fibromes à développement rapide et qui par les
hémorrhagies qu'ils déterminent mettent en danger
la vie de la malade. Certains accidents de compression et notamment les troubles de rétention d'urine
sont également susceptibles de bénéficier de l'opération de Battey.

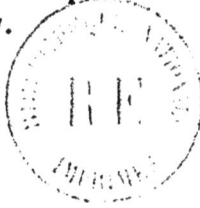

5002 — Imprimerie Nouvelle Lyonnaise, rue Sainte-Catherine, 3